1. Auflage 2024

Heilung ist möglich

2024 Verlag Herz und Gold, Bopfingen
Lektorat:
Chris Beck, Anja Kareen
Umschlags- und Layoutgestaltung:
Projektteam AG Christiane Köhn-Ladenburger
Covermotiv/Satz/Illustration
Christiane Köhn-Ladenburger
Druck und Bindung:
Projektteam AG
Printed in Europe
ISBN 978-3-949656-15-6
www.herzundgold.com

Andree Gauer

Heilung ist möglich

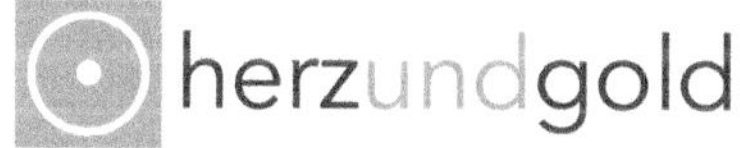

Inhaltsverzeichnis

1 Heilung durch Atmen Seite 6

2 Heilung durch Bewegung Seite 17

3 Heilung durch Entspannung Seite 28

4 Heilung durch Schlafen Seite 42

5 Heilung der Gedanken Seite 53

6 Heilung durch „Wer du bist" Seite 66

7 Heilung durch Therapie Seite 79

8 Heilung durch das besondere Etwas Seite 91

9 Heilung durch „Hey, was geht" Seite 103

10 Heilung durch Seelenfrieden Seite 114

11 Heilung durch Liebe Seite 127

Autorenporträt Seite 143

Vorwort

Als ich Andree Gauer im Sommer 2023 kennenlernte, war das erste, was er zu mir sagte, nicht etwa, dass er ein Buch schreiben wollte oder eins geschrieben hätte. Das habe ich als Verlegerin schon so oft gehört, es würde mich kaum aufhorchen lassen. Aber das war es nicht, was Andree sagte. Vollkommen ernsthaft und ohne jedes Pathos, verriet er mir, dass dieses Buch von ihm geschrieben werden wollte. Und zwar jetzt. Und dass er glaube, dass es zu unserem Verlag passen könnte. Mit beidem stimme ich hundertprozentig überein. Ich fand Herz und auch Gold.

Mit „Heilung ist möglich“, verspricht der gestandene Therapeut Andree Gauer nicht die Sterne vom Himmel, er will kein Wundermittel verkaufen, sondern er lädt dazu ein, selbstwirksam für die eigene Gesundheit zu sorgen. Und zwar auf allen Ebenen. Einfach und authentisch sind seine Tipps und dafür umso glaubwürdiger. Er erfindet nicht das Rad neu, erklärt keine bahnbrechend neuen Theorien, sondern stellt vor, was in seiner Laufbahn als Therapeut für seine PatientInnen und auch für ihn selbst wirklich funktioniert hat. Das ist keinesfalls als Ersatz für die Schulmedizin gemeint. Vielmehr als eine Bereicherung, eine Anregung und als Prophylaxe.

Wer nach der der Lektüre wieder an das Gute glaubt und gleich damit anfangen möchte, den ein oder anderen Tipp umzusetzen, dem geht es wie mir.
Ich wünsche diesem herzerwärmenden, lebensklugen Buch viele lächelnde LeserInnen.

Chris Beck

HEILUNG
durch Atmen

> »Der Atem ist
> der lebendige Hauch der Seele,
> weil sie ihn trägt und sein
> Schwingungsvermögen ist,
> und zwar jedes Mal,
> wenn der Mensch den Atem
> in sich einziehen und
> wieder ausströmen läßt,
> um so leben zu können.«
>
> Hildegard von Bingen

Leben bedeutet Atmen. Und das Ein- und Ausatmen ist ein wichtiger Grundrhythmus. Der erste und letzte Atemzug, was für historische Momente! Doch wie atmen wir im Alltag?

1. Den Atem beobachten

Auf der Frühchenstation bekommt die Atmung eine ganz besondere Aufmerksamkeit und auch Eltern hören manchmal besorgt bei ihren Babys nach und sind beruhigt, wenn sie „Leben hören“. Bei älteren Menschen geht die Atmung manchmal schwer, teils von hörbaren Geräuschen begleitet. Wir atmen uns durch das Leben, auch jetzt in diesem Moment. Aber wie tun wir es? Ruhig und voller Vertrauen oder hektisch, angespannt?

Zumeist sind es besondere Situationen, die unsere Aufmerksamkeit auf unsere Atmung lenken, wenn wir z. B. eine Treppe hochgehen, einen Berg besteigen oder für ein Belastungs-EKG strampeln. Aber auch sonst ist es hilfreich, den Atem bewusst wahrzunehmen. Er ist ein Indikator für die Art und Weise, wie wir leben. In ihm spiegeln sich Gedanken und Gefühle und damit die seelische Verfassung wider. In einem einzigen Atemzug kann so viel Freude und Genuss liegen, wenn wir uns auf etwas Schönes konzentrieren. Andererseits können Sorgen und Ängste zu einer unruhigen Atmung führen.

Für die bewusste Hinwendung zur eigenen Atmung braucht es keine Hilfsmittel, wir können es jederzeit an jedem Ort tun. Sogar, wenn wir krank sind und das Bett hüten. Bevor wir Atemtechniken anwenden, sollten wir unseren Atem einfach beobachten. Wie fühlt er sich an? Ist er langsam oder schnell? Tief oder flach? Atmen wir entspannt oder hektisch, mit Angst oder voller Freude?

2. Körper und Geist zusammenbringen

Der vietnamesische Mönch Thich Nhat Hanh beschreibt in seinem Buch „Ich pflanze ein Lächeln“ vielfältige Möglichkeiten, das Ein- und Ausatmen als Achtsamkeitsübung zu nutzen. Körper und Geist sind manchmal getrennt. Während der Körper irgend etwas macht, z.B. spazieren geht, ist der Geist schon beim Einkaufen oder sonstigen To-do-Listen. Die Konzentration auf den Atem, das Beobachten des Ein- und Ausatmens, kann uns wieder in den gegenwärtigen Moment bringen. Und nur hier im Jetzt ist es möglich, Freude, Frieden oder so etwas wie Glück zu erfahren.

Thich Nhat Hanh schreibt:

*„Viele von uns,
die sich
vierzig oder fünfzig Jahre
lang in Meditation
und bewußtem Atmen
geschult haben,
machen damit weiter,
weil diese Art von Übung
so wesentlich
und einfach ist.“*

3. Langsames Ausatmen

Während meines Studiums habe ich mich mit Möglichkeiten beschäftigt, die Ausatmung zu verlängern. Es ist nachvollziehbar und schnell spürbar, dass durch längeres Ausatmen Entspannungseffekte erzielt werden können. Wenn wir langsam und tief ausatmen, halten wir nichts fest. Alles, was in uns war, darf auch wieder hinaus! Sauerstoff, der unseren Körper lebendig hält, fließt hinein, Kohlendioxid heraus. Das größere Thema dahinter steckt für mich in der Redewendung: „Geben ist seliger denn Nehmen“. Das gilt auch für unsere Ausatmung, wenn wir ihr mehr Zeit geben.

Beim langsamen Ausatmen
lassen wir los und finden Ruhe.
Und in Deiner Ruhe liegt Deine Kraft.

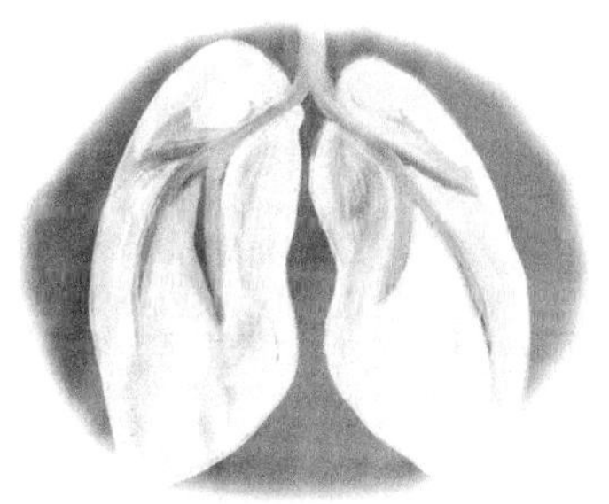

4. Seufzen befreit

Manchmal beobachte ich, wie Menschen an etwas festhalten. Gedanken, Ereignisse aus der Vergangenheit oder auch Gefühle scheinen oberste Priorität zu haben. Wenn wir allerdings etwas festhalten wollen, spannt sich auch die mit der Atmung verknüpfte Muskulatur an. Besonders der Brustkorb kann „fest werden“, die Atmung ist dann flacher und kürzer. Das Leben fließt nicht vollkommen durch uns. Höchste Zeit, zu seufzen! Im Seufzen lassen wir los. Die Luft strömt heraus und begleitet von einem hörbaren Geräusch als Ausdruck unserer Belastungen lassen wir los. Herrlich! Die nächsten Minuten werden leichter, bis wir wieder meinen, etwas festhalten zu müssen.

Beim Seufzen können wir alles loslassen!

5. In den Bauch atmen

Kinder atmen bis zum fünften Lebensjahr in der Regel tief in den Bauch. Ihre Atmung ist in einem ruhigen und entspannten Rhythmus, wenn sie nicht durch äußere Stressfaktoren gestört wird. Mit zunehmender Sozialisierung in Kindergarten und Schule erleben wir dann häufiger Situationen, die Stress auslösen. Dadurch wird unsere Atmung flacher. Sie endet beim Brustkorb, es fehlt ihr an Tiefe und Ruhe.

In therapeutischen Sitzungen bitte ich meine Klienten, ihre Hände auf den Bauch zu legen und so zu atmen, dass sie ihre Hände beim Einatmen nach außen drücken. Durch diesen kleinen Trick atmen wir tiefer, durchbrechen den Stresskreislauf und werden ruhiger.

Tief in den Bauch zu atmen,
hilft besser zu entspannen.

6. Das Herz ist der Dirigent

Ungefähr am 21. Tag nach der Zeugung beginnt unser Herz zu schlagen. Die Vorstellung eines Zellhaufens, aus dem heraus sich eine schlagende Pumpe entwickelt, fasziniert mich. Ontogenetisch ist es diese Urkraft, die die Ausbildung unseres Nervensystems vorbereitet und im Anschluss das zentrale Steuerungsorgan unseres Körpers bleibt. Seit seinem ersten Schlag gibt unser Herz den Rhythmus vor und den Ton an. Ein weiterer großer Meilenstein unserer Entwicklung ist der erste Atemzug, von großer Aufregung und Anstrengung geprägt. Es kommt zu einem Zusammenspiel von Herzschlag und Atmung, ein Grundrhythmus des Lebens entsteht.
Und so, wie unser Körper eine Temperatur von 37 Grad Celsius braucht, gibt es eine Atemfrequenz, bei der Stoffwechselprozesse sehr gesundheitsförderlich ablaufen. Bei genau sechs Atemzügen pro Minute* harmonisieren sich Herzschlag und Atmung. Das Herz schlägt in der Folge ruhiger und das hat zahlreiche positive Effekte auf unsere Gesundheit.

Wir können lernen,
mit unserer Atmung im Rhythmus
des Taktgebers zu bleiben.

*Eine genaue Anleitung dieser Atemtechnik findet sich u.a. bei David O'Hare „Der Atem-Code".

7. Es gibt keine Grenzen für unsere Kraft

Auf einem Seminar habe ich geatmet, „was das Zeug hält". Wir wurden angeleitet, sehr schnell und tief zu atmen, eine Art Hyperventilation mit der Bezeichnung „Pong Youp"*. Bereits nach fünf Minuten machte ich die überraschende Erfahrung, dass sich meine Zeitwahrnehmung völlig veränderte. Ich hatte das Gefühl, in einem einzigen Augenblick mein ganzes Leben sehen zu können. Das habe ich so bisher nicht wieder erlebt. Leben heißt auch, in jeder Lebenslage zu atmen, bei der Geburt, der Hochzeit oder im Stau. Bei manchen Atemtechniken** geht es darum, durch alles, was sich zeigt, hindurchzuatmen. Auch, wenn wir unangenehme Gefühle erleben. Dabei kann sich der Blick auf unser Innenleben verdichten und intensivieren. Es ist auch möglich, dass wir in einen tranceartigen Zustand kommen, der hilft, das Leben gelassener wahrzunehmen.

Es ist schön,
sich beim Atmen
besser zu spüren
und Vertrauen
in die eigene Lebenskraft
zu bekommen.

*Charn Chano, ein in Thailand bekannter Mönch hat diese Atemtechnik bekannt gemacht
**neben „Pong Youp" zählen dazu z.B. auch holotropes Atmen oder die dynamische Meditation von Osho.

8. Über sich hinausgehen

Mein Sohn gab mir Hanteln in die Hand und meinte: „Hier Papa, jetzt du.“ Ich wollte erst nicht, doch dann habe ich gepumpt, auf jeder Seite 10 kg und bald den Bizeps gespürt. Im Gegensatz zu meinem Sohn mache ich kein Krafttraining, aber diese kurze Einheit fühlte sich gut an. Das ist ein sehr harmloses Beispiel, verglichen mit dem, was wir sonst noch alles mit unseren Körpern anstellen: aus Flugzeugen springen und an Bungee-Seilen hängen, einen Marathon oder hundert Meter in unter zehn Sekunden laufen, über zehn Minuten die Luft anhalten oder sämtliche Achttausender dieser Erde besteigen. Das müssen keine Ziele sein, die für dich oder mich erstrebenswert sind. Aber ist es nicht faszinierend, was alles möglich ist? Wir dürfen manchmal über unsere Grenzen hinausgehen und können dabei jeden noch so kleinen Fortschritt würdigen. Das gilt auch für unsere Atmung, weil es bei jeder leichten Überforderung zu einem Trainingseffekt kommt. Zudem verbessern wir unsere Herzfrequenzvariabilität*.

Alles ist möglich.

* Die Herzfrequenzvariabilität (HRV) ist ein Maß für die sich ständig ändernde Schlaggeschwindigkeit des Herzens. Eine höhere HRV zeigt eine bessere Anpassungsfähigkeit des Herzens an und ist deshalb ein Indiz für Gesundheit.

9. Meditieren

Bei allen Formen der Meditation spielt die Atmung eine wichtige Rolle. Sie dient häufig als Fokus und Einstieg in innere Versenkung. Meditierende Mönche werden immer wieder medizinisch untersucht und die Ergebnisse sind für uns westlich geprägte Menschen hilfreich, um die Auswirkungen der Meditation auf Körper und Geist besser zu verstehen. Eine wichtige Beobachtung ist, dass im Hippocampus, einer Gehirnregion, die für die Verarbeitung von Stress zuständig ist, durch regelmäßiges Meditieren bereits nach kurzer Zeit neue Zellen wachsen. Meditierende Menschen dürfen sich also über einen größeren Hippocampus freuen, der ihnen eine bessere Stressregulation ermöglicht! Diese wissenschaftliche Erklärung mag anregen, Meditation auch für sich selbst zu nutzen. Wie bei vielen Tätigkeiten braucht es auch hier Geduld und Disziplin. Doch mit der Zeit können wir die Erfahrung machen, weniger zu denken und innerlich ruhiger zu werden.

Schaffen wir es,
unser Leben so anzunehmen,
wie es ist?

10. Die Oberstufe

„Es atmet mich“ lautet ein Satz aus der Oberstufe des autogenen Trainings. Diese Formulierung hat mich immer fasziniert. Da passiert etwas Bedeutsames in meinen Körper und ich kann es nicht steuern! Was „atmet mich“? Der autonome Teil unseres Nervensystems vollbringt lebenswichtige Aufgaben und wir merken es nicht! Mein Heiler Patric sagt gern: „Das Leben lebt sich selbst.“

Es ist schön zu erleben, dass Menschen freier atmen, wenn sich bei ihnen etwas gelöst hat. Und manchmal ist dieser heilsame Moment mit einem tiefen, hörbaren Seufzer verbunden. Wir können es schaffen, alle Störungen zu beseitigen, die uns hindern, ruhig und frei zu atmen. Dadurch atmet das Leben selbst durch uns und wir können voller Vertrauen sagen:

„Es atmet mich.“

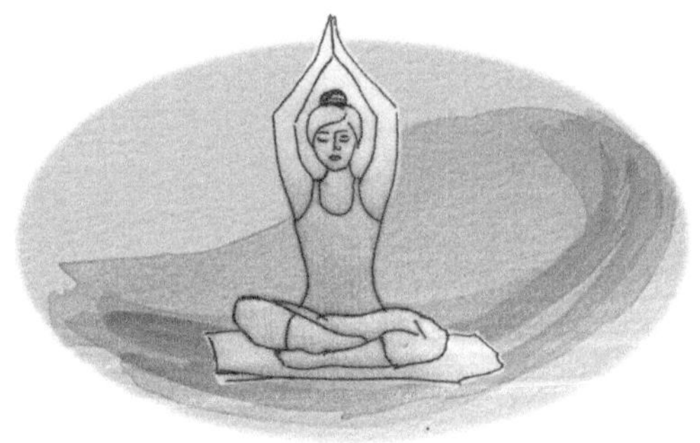

HEILUNG
durch Bewegung

»Leben ist Bewegung. Wir bewegen etwas und wir werden bewegt. Und wer rastet, der rostet. In dieser Rubrik sind einige einfache Möglichkeiten versammelt, durch verschiedene Arten von Bewegungen unser Mindset, also die Art, wie wir denken und fühlen, zu verbessern. Es sind leicht umsetzbare Übungen, die helfen, uns zu beruhigen oder auch zu aktivieren. Und es gibt Möglichkeiten, die Zusammenarbeit unserer rechten und linken Gehirnhälfte zu verbessern, um insgesamt einen ausgeglicheneren Energielevel zu erreichen.

Lass uns etwas bewegen!«

11. Neue Perspektiven einnehmen

Robin Williams steigt im Film „Der Club der toten Dichter“ auf einen Tisch. Eine Klientin bucht sich einen Kletterlehrer, um ihre Höhenangst zu überwinden. Senioren gehen regelmäßig ins Fitnessstudio und ein Freund ist nach dem Tod seines Vaters über die Alpen gewandert. Wir brauchen Bewegung. Und sie kann dabei helfen, neue Perspektiven zu bekommen. Probleme, Sorgen und Ängste haben die Nebenwirkung, uns träge zu machen. Sie gaukeln uns die scheinbare Ausweglosigkeit einer Situation vor und verhindern, dass wir uns weiterbewegen. Unser Muskel- und Skelettsystem leidet mit, weil wir nicht nur unsere geistige, sondern auch unsere körperliche Beweglichkeit verlieren. Doch auch in schwierigem Gelände lässt sich ein Weg bahnen. Um ihn sehen zu können, reicht es schon, unseren Körper in eine neue Position zu bringen. Dann beginnt die Heilung mit einem Trotzdem – ich trotze dem! Die Welt sieht vom Eiffelturm aus betrachtet völlig anders aus. Wir können zwar im Moment nicht den Blick eines Astronauten aus dem Weltall haben, doch bereits in den Garten zu gehen, kann unser Lebensgefühl verändern. Die Bewegung des Körpers, idealerweise an der frischen Luft, reinigt und bewegt nicht nur unser Blut, sie bringt auch unsere Gedanken in Bewegung.

Kennst du die Geschichte,
in der Findus es schafft, Petterson doch
noch zum Angeln zu bewegen?

12. Rituale nutzen

Um eine neue Gewohnheit im Unterbewusstsein anzusiedeln, braucht es je nach Motivation und Komplexität ungefähr zwischen vier bis neun Wochen. Jede Verhaltensweise, die wir regelmäßig über diesen Zeitraum ausüben, verankert sich in jenem Teil des Gedächtnisses, der unsere Alltagsroutinen steuert. Einmal dort angesiedelt, müssen wir uns nicht mehr so anstrengen, die Gewohnheit hat sich verankert und der Kopf ist frei für den Feinschliff. Wie wäre es mit regelmäßiger morgendlicher Bewegung, einem „Wassertrinkritual" zu einer bestimmten Zeit, oder einem Pilates-Kurs? Jeder kann seiner Gesundheit einen Schub geben, wenn er den Kopf ein wenig überlistet. Das Ritual „steht", es braucht keine Gedanken mehr über das Für- und Wider, eine einmalige Entscheidung genügt. Ich beginne meinen Tag in der Regel mit einem kalten Bad, mache tagsüber einige Yogaübungen und gieße donnerstags meine Pflanzen. Beim Nachhausekommen hänge ich meine Schlüssel an einen bestimmten Platz und vor dem Einschlafen erinnere ich mich an alles Schöne, was an diesem Tag passiert ist.

Rituale helfen, im Alltag gesunde Gewohnheiten zu nutzen.

13. Hände zusammen

„Ich bin total im Kopf“, meinte ein Klient, der seine Lebendigkeit und Lebensfreude vermisste. Gefühle gehören zum Leben und wir bemerken, wenn der Zugang zu dieser Ebene wie verschlossen ist. Doch wie navigieren wir durch den Alltag? Vertrauen wir auf Argumente oder lassen wir uns von unserem Bauchgefühl leiten? Das ist eine vereinfachte Betrachtung des Einflusses des Verstandes mit seiner Logik gegenüber dem unseres Gefühls. Letztendlich geht es um die Einheit, um das Zusammenspiel von „Herz und Verstand“.
Wenn wir unsere Handinnenflächen aneinanderlegen, bringen wir die rechte und linke Seite in Kontakt. Während wir die Hände vor das Brustbein halten, hilft die zusätzliche Vorstellung, sich innerlich zu zentrieren, in die Mitte zu kommen. Die Aufmerksamkeit folgt der Berührung. Die Verbindung der beiden Seiten bewirkt eine besondere Kraft, die angstreduzierend wirkt. Das gilt für den individuellen Alltag, eine Paarbeziehung und sogar für das ganz große Weltgeschehen.

Innerlich in seiner Mitte zu sein, reduziert jede Form von Furcht.

14. Lächeln

Beim Lächeln entspannen wir unsere Gesichtsmuskulatur und zeigen, dass wir trotz aller Widrigkeiten eine positive Grundstimmung behalten. Wir können uns für ein Lächeln entscheiden, obwohl die Dinge in unserem Leben vielleicht nicht so rosig aussehen. Natürlich ist es leichter, darauf zu vertrauen, dass eine blutende Wunde wieder verheilt, als dass es uns nach einer Trennung, einem schweren Unfall oder einer Pleite wieder gutgehen wird. Doch wir können unser Lächeln immer nutzen, um auszudrücken, dass die Heilung vor uns liegt und wir die Herausforderungen annehmen. Mit unserer Mundpartie drücken wir Zuversicht, Hoffnung und den Beginn unserer Heilung aus, komme, was da wolle. In einem Gedicht über das Lächeln heißt es:

„Es währet nur einen Augenblick,
aber sein Nachhall kann ewig sein."

Autor unbekannt

15. Mit vereinter Kraft

Ein befreundeter Palmtherapeut* drückte lediglich einige Akupunkturpunkte auf der Handinnenfläche seiner Klientin und ihre Phobie verschwand! Das war für mich höchst erstaunlich und erst nachvollziehbar, als ich verstanden habe, wie gezielt man mit dem Drücken bestimmter Punkte die gewünschte Gehirnregion beeinflussen kann. Das ist möglich, weil unsere Hände über Nervenbahnen mit dem Gehirn verbunden sind. Das hilft auch im Alltag. Wir können durch das mehrfache, schnelle und abwechselnde Schlagen mit der Faust in beide Handinnenflächen unser Nervensystem stimulieren. Das aktiviert und balanciert das Gehirn, da sowohl die rechte als auch die linke Hälfte Impulse empfangen. Das kleine „Feuerwerk" unterbricht die Gedankenschleifen und wir bekommen einen neuen Energieschub.

Fortgeschrittene dürfen dabei lächeln.

*Palmtherapie geht auf Moshé Zwang zurück, mit Hilfe von Handakupressur werden Hirnareale gezielt beeinflusst.

16. Auf bestimmte Punkte klopfen

Als frisch ausgebildeter Hypnotherapeut war ich absolut euphorisch und habe mit einem jungen Klienten, der unter starken Ängsten litt, viele Einzelsitzungen mit Gesprächen und Hypnose gemacht. Da sich nach einigen Sitzungen keine deutliche Verbesserung zeigte, schlug ich vor, es mit dem Klopfen* zu versuchen. Wir fanden einige motivierende Formulierungen und ich zeigte ihm, auf welche Akupunkturpunkte er beim Aussprechen der Glaubenssätze klopfen sollte. Das führte zum erhofften Durchbruch. Er hatte eine praktikable Möglichkeit gefunden, seinen Alltag besser zu meistern.

Klopfen bietet eine Möglichkeit,
Körper und Geist
gemeinsam für die Heilung zu nutzen.

*Es finden sich verschiedene Anleitungen unter „EFT“ (Emotional Freedom Techniques nach Gary Craig), „Tapping“ oder „Klopfen“.

17. Den Körper schütteln

Ein Schmetterling verlässt seinen starren Kokon und eine Pflanze bahnt sich ihren Weg durch die Teerdecke. Das Leben will leben, wir wollen leben und im Körper spüren wir unsere Lebendigkeit. Es gab Momente in meinem Leben, da war ich innerlich erstarrt. Besonders mein Denken, aber auch mein Körper fühlten sich in depressiven Phasen niedergedrückt an (lat. depressus = niedergedrückt sein). Vielleicht könnte man unsere Lebensaufgabe auch so beschreiben, dass wir das Harte, Verkrustete in uns aufbrechen.
Durch das Schütteln des Körpers aktivieren wir Lebensenergie und spüren uns besser. Das können feine zitternde Bewegungen oder auch ein heftiges Schütteln sein, wie es gerade guttut. Indem wir die Arme und Beine bewegen und evtl. auch Laute von uns geben, verlassen wir den Kokon. Bei den Bewegungen, vielleicht begleitet von rhythmischer Musik, lassen wir allen Stress abfallen.

Wieviel Lebenskraft steckt in dir?

18. Einfach nur gehen

In meinen dunkelsten Stunden bin ich viel herumgelaufen, manchmal den ganzen Tag. Es war das Einzige, das ich während einer depressiven Phase hinbekommen habe. Ich wusste nicht, wie ich mich wieder froh und zufrieden fühlen konnte. Und obwohl in meinem Kopf große Unruhe und Unzufriedenheit herrschte, hat mir das Laufen an der frischen Luft gutgetan. Wenn es Klienten sehr schlecht geht, empfehle ich ihnen, sich zu bewegen.

Die Bewegung des Körpers hilft, die geistigen Kräfte wieder in Schwung zu bringen.

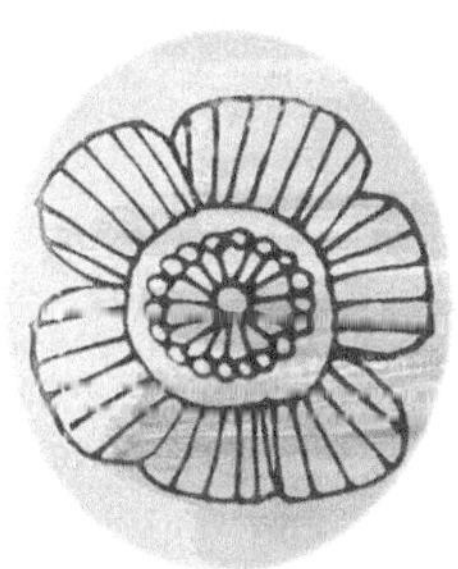

19. Tierisch gute Heiler

Das Pferd Peyo* darf in französischen Krankenhäusern und Pflegestationen zu Schwerstkranken gehen. Dabei sucht es sich die Krankenzimmer selbständig aus, um Trost zu spenden. Delfine werden für die Behandlung kranker Kinder eingesetzt. Wenn ich versuche, jemandem Entspannung zu erklären, muss ich unwillkürlich an unseren Kater denken, der sich stunden- oder tagelang auf dem Sofa räkelt. Hundehalter wiederum schätzen es sehr, dass sie durch das Tier zu Bewegung aufgefordert werden. Egal ob Pferd, Vogel oder Hamster, viele Menschen hätten ohne ihre tierischen Begleiter kein erfülltes Leben.

Tiere sind Heiler, zu denen ein enorm tiefes Vertrauensverhältnis entstehen kann. Worauf ich in meiner praktischen Tätigkeit gar nicht vorbereitet war, das war die tiefe Trauer, die Tierhalter nach dem Verlust ihres geliebten Tieres durchmachen. Auch daran zeigt sich die intensive Bindung und das ganz besondere Verhältnis zwischen Menschen und Tieren.

„Gib dem Menschen einen Hund, und seine Seele wird gesund."

Hildegard von Bingen

* YouTube: Peyo – An Amazing Horse Brings Joy to Hospital Patients

20. Tanzen

Eine Kollegin sah einer älteren, bunt gekleideten Insulanerin beim Tanzen zu. Fasziniert von ihrer lebendigen Ausstrahlung wandte sie sich mit der Frage an sie, wie es gelingen könne, im hohen Alter so zu tanzen. Voller Freude antwortete die Seniorin: „Wissen Sie, junge Frau, wenn man so ein Leben gelebt hat wie ich, kann man nur tanzen!" Waohh!
Es funktioniert wie beim Lachyoga und es ist einer der höchsten Ausdrücke von Lebensfreude. Wir tanzen und spüren sofort, wie es uns besser geht. Egal, ob wir für uns allein, mit einem Partner oder in einer Gruppe tanzen. Es macht einfach glücklich.

*Das Leben ist ein Fest.
Wir sollten dem durch unseren Tanz
immer wieder Ausdruck verleihen.*

HEILUNG durch Entspannung

Alle meine Klienten kommen mit einem Anliegen, logisch. Irgend etwas ist auf ihrem Lebensweg zu einer kleinen oder größeren Herausforderung geworden. Eine Prüfung, eine Trennung, der Wechsel des Arbeitsplatzes oder Flugangst machen Stress. Wir beschäftigen uns ständig mit diesem Thema, finden nicht sofort eine Lösung und merken plötzlich, dass es uns sogar den Schlaf raubt. Und es gibt noch eine schlechte Nachricht. Wir sagen zwar: „Was ich **nicht** weiß, macht mich nicht heiß!“ Doch das stimmt leider nicht, denn unser Unterbewusstsein arbeitet immer mit. Da wir es gut gelernt haben, unsere inneren Konflikte zu verdrängen, heißt es jetzt: „Was ich **nicht mehr** weiß, macht mich „heiß“, stresst mich. So können psychosomatische Beschwerden entstehen. Christian Morgenstern sagt: „Der Körper ist der Übersetzer der Seele ins Sichtbare.“

Wir brauchen ein ganzheitliches Verständnis über uns, um heil zu werden. Dazu sind Behandlungsansätze nötig, die einen Zugang zu unserem tieferen Bewusstsein bieten. Ich bin sehr dankbar, das an mir selbst erlebt zu haben und heute in Form von Körpertherapie, energetischer Aufrichtung und Hypnose solche Zugänge anbieten zu können. Bewusster und unbewusster Stress schadet auf Dauer unserem Körper und macht uns krank. Wir sollten und dürfen uns immer wieder entspannen. Anspannung und Entspannung, ein weiterer Rhythmus des Lebens.

«Was hilft dir, dich zu entspannen?»

21. In der Ruhe liegt die Kraft – ein Plädoyer

Manchmal kommt es mir so vor, als seien meine Klienten frisch aus Hollywood angereist. Es geht um brennende Autos und Alkoholfahrten, um Rosenkriege, Insolvenzen und um Verletzungen, bei denen Blut geflossen ist. Echtes rotes oder seelisches, weil wirklich etwas Schlimmes geschehen ist. Das vorherrschende Genre im Kopf ist dann „Drama“. Hinzu kommt, dass wir alle durch eine Leistungsgesellschaft sozialisiert und geprägt wurden. Deshalb sind wir überzeugt, dass sich unsere Probleme lösen, wenn wir ganz viel tun. Dabei kommt es nicht selten zu einer hektischen Form der Betriebsamkeit, die nüchtern betrachtet, keinen Nutzen hat. Weder in Hollywood noch im Leistungsdenken kommt innere Ruhe vor. Was ist es, das uns zu emotionaler Balance und innerer Ausgeglichenheit führt?
Entscheidender als das, was wir tun, ist, wer wir sind! Als ich unter Depressionen litt, war ich innerlich sehr unruhig. Ich habe wenig auf die Reihe bekommen und hätte doch die Zeit genießen können, in der ich sowieso nicht arbeitsfähig war. Doch das funktionierte nicht. Es ist paradox.

Stell dir eine Quelle vor, aus der frisches Wasser heraussprudelt. Es rauscht, die Sonne spiegelt sich in den Wassertropfen und du fühlst dich so lebendig, wie dieses Quellwasser. In diesem Bild können wir innere Ruhe finden und anschließend das Not-Wendende tun. Andererseits sind nicht nur depressive Menschen manchmal wie gelähmt, der Körper fühlt sich unbeweglich an und der Geist leidet unter extremer Unruhe.

In diesem Zustand lässt sich im Außen nicht viel bewerkstelligen.

Mittlerweile kenne ich mich besser. Ich weiß um die Bedürfnisse meines Körpers und meines Geistes. Und ich habe ein Gespür dafür entwickelt, ob ich innerlich mit meinem Kern, der immer ruhig ist, verbunden bin. Solange das der Fall ist, ist alles gut! Nur, wenn ich nicht gut auf mich achte, meine inneren Signale nicht ernst nehme oder sogar verleugne, entstehen Probleme. Das ist für mich das Zeichen, mich an meine Wahrheit, meine Lebensaufgabe und an meinen Kern zu erinnern. Ich nenne es hier Kern, wir könnten es ebenso wahre Natur, Gott oder, was mir sehr gut gefällt, „Quelle der ewigen Jugend" nennen. Diese Quelle kann jederzeit alles erneuern. Sie ist unser Reset-Knopf, Updates werden automatisch installiert, wir sind wieder beruhigt.

„Die Software ist auf dem neuesten Stand! Die Hardware ist übrigens selten das eigentliche Problem!"

22. Das Muss begraben

„Allen Menschen recht getan, ist eine Kunst, die keiner kann!" Wie oft bin ich falschen Ansprüchen erlegen, die noch nicht mal meine waren? Durch Prägungen und illusionäre Vorstellungen meines Egos bin ich zwanghaft Bildern hinterhergerannt, wollte „jemand sein". Diese krankmachenden Einflüsse können in dem Moment sterben, in dem wir uns entscheiden, unser „Muss" zu begraben.
Ich mag die Vorstellung, es feierlich zu Grabe zu tragen. Mit großer Kapelle, feierlichem Gesang und nach einer geschliffenen Grabrede wird das „Muss" in den Sarg gelegt und anschließend an Seilen hängend, in die dunkle, kalte Erde hinabgelassen und begraben – herrlich! Was für eine Freude, welch ein Sieg! Der Leichenschmaus wird zum Festmahl. Du „musst" niemals mehr irgend etwas! Du darfst, du kannst, du willst und du wirst.

„Wir können das „Muss" begraben
und unsere Freiheit feiern.
Und ich verspreche dir,
das Leben selbst feiert mit."

23. Abwarten, Tee trinken

Ich habe die Heiltechnik „Healing Code“ von Dr. Alex Loyd ausprobiert. Er beschreibt zwölf Herzenskategorien*, die mit einem dazugehörigen Test abgefragt werden können. Meine Hauptbaustellen waren damals „Demut“ und Geduld“. Also habe ich mich daran gemacht, diese Eigenschaften zu heilen. Es hat ein wenig gedauert, doch ich habe Fortschritte erzielt. Als mein „Geduld-Score“ sich verbesserte, bemerkte ich an mir, wie ich ruhiger wurde. Ich konnte meine Gelassenheit wiederentdecken. Ungeduld stört die Freude für die wichtigen Dinge im Leben. Es gibt die wunderschöne Geschichte einer Wüstenfrau, die 20 Jahre auf ihren Mann wartet (wahrscheinlich hatte er sich beim Jagen verlaufen). Bei seiner Ankunft begrüßt sie ihn mit den Worten: „Und ich dachte schon, du würdest gar nicht mehr zurückkommen!“
Die Übung** auf der nächsten Seite kann helfen, sich von einer starren Zeitvorstellung zu lösen.

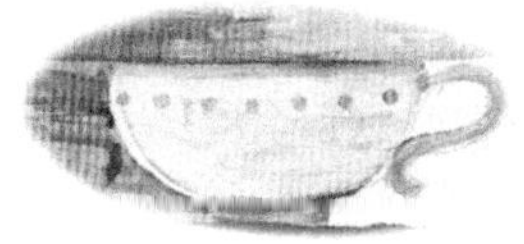

*Die Herzenskategorien beinhalten drei Heilungshemmer: Unversöhnlichkeit, Schädliche Handlungen und ungesunde Glaubensmuster sowie die neun Eigenschaften: Liebe, Freude, Frieden, Geduld, Freundlichkeit, Güte, Vertrauen, Demut und Selbstkontrolle.
**Ein ganz herzlicher Dank geht an Alexa Kriele, von der ich die Übung übernommen habe.

Übung

Mach´s dir bequem, schließe die Augen
und atme dreimal tief ein und aus.

Steig in deiner Vorstellung an einem warmen Sonnentag
in einen wunderbar kühlen Gebirgsbach.
Richte deinen Blick zur Quelle und spüre,
wie das Wasser unter dir hinwegzieht.

Nun stell dir vor, das Wasser steigt hinter deinem Rücken wieder hoch, macht einen Bogen über deinen Kopf und fällt vor dir wieder in den Bach zurück.

Bleibe eine Weile in diesem „Wasserrad“ stehen.

Anschließend drehst du dich um und schaust zur Mündung. Du spürst wieder das Wasser, das nun von hinten unter dir hinwegzieht.

Sieh jetzt, wie es vor dir aufsteigt, wieder einen Bogen über deinen Kopf macht und hinter dir in den Bach zurückfällt.

Bleibe wiederum eine Weile bei diesem Bild.
Genieße im Anschluss noch ein wenig die Aussicht.

24. „Ich bin ganz ruhig!"

Gleichmut ist eine große Hilfe in allen Lebenslagen. Die Vorstellung eines gut verwurzelten Baumes, der den Windstürmen des Lebens zu allen Zeiten trotzt, kann dabei sehr hilfreich sein. Dass es Unwetter geben wird, steht außer Frage. Deshalb ist es so wichtig, an der eigenen Standfestigkeit und dem Vertrauen ins Leben zu arbeiten. Wir können wieder Menschen werden, die nichts aus der Ruhe bringt. Ausnahmen dürfen diese Regel bestätigen.

Der Satz in der Überschrift ist als Formel aus dem Autogenen Training bekannt und geht auf den Nervenarzt J. H. Schulz zurück. Er kann eine gute Hilfe auf dem Weg zu innerer Ruhe im Alltag sein. Sie wird zu der nötigen Klarheit führen, die wir brauchen, um auf unserem Weg tapfer voranzuschreiten. Es gibt keinen Grund zur Unruhe. Was sollen wir denn fürchten? Ich selbst habe den Satz in einem Entspannungstraining kennengelernt. Er ist bis heute hängen geblieben und ich baue ihn immer mal wieder in Hypnose-Sitzungen ein. Durch vier unterschiedliche Betonungen kann er seine ganze Kraft entfalten.

1. *„**Ich** bin ganz ruhig!"*
2. *„Ich **bin** ganz ruhig!"*
3. *„Ich bin **ganz** ruhig!"*
4. *„Ich bin ganz **ruhig**!"*

25. Immer schön locker bleiben

Seit einigen Jahren spiele ich begeistert Tischtennis und beobachte manchmal, dass ich stärkere Gegner besiegen kann, wenn diese anfangen, sich zu ärgern. Warum ist das so? Wann sind wir zu großartigen Leistungen fähig? Wenn wir entspannt sind! Natürlich müssen wir trainieren, brauchen Talent und Ausdauer. Darüber hinaus ist es aber besonders die innere Ausgeglichenheit, die es ermöglicht unser Potential „auf die Platte“ zu bringen. Zu viel Stress behindert die Konzentration. Entspanntheit, Freude, Einsatzbereitschaft und der Glaube an die eigene Kraft können hingegen Berge versetzen. Ich möchte es mal so ausdrücken:

Wir dürfen immer auf uns achten und unsere Auszeiten nehmen. Wenn wir herausfinden, wobei wir gut entspannen, können wir uns immer öfter eine Freude bereiten. Dann zeigen wir mit einem Lächeln, dass wir ein Meister unserer selbst sind. Das Leben ist in erster Linie ein Fest, bei dem wir immer die Möglichkeit haben, uns selbst zu erfahren und auszudrücken. Und es ist eine Einladung, herauszufinden, wer wir wirklich sind. Das sollte Spaß machen. Wir können Kindern zusehen: die wissen, wie es geht.

26. Die Zeit anders erleben

Als ich mich als Lehrer sehr gestresst fühlte, habe ich mich entschieden, meine Uhr abzulegen. Das hat gutgetan und war ein kleiner Schritt, mich von den starren Fesseln der Zeit zu lösen. Anstelle eines „Quantums an Zeit“ sollte eine Qualität der Zeit treten. Wir geben dem Leben nicht mehr Jahre, sondern den Jahren mehr Leben.

Als Mensch „stecken“ wir in Raum und Zeit, was sich manchmal recht eng anfühlen kann. Sich mehr und mehr von der Erfahrung einer linearen Zeit zu lösen, ist eine echte Befreiung. Dazu gehört auch, die Angst vor dem Sterben zu überwinden. Wir sind auf einer ewigen Reise. Ewig heißt auch: zeitlos. Ohne Anfang, ohne Ende. Mit ihrem Abenteuerdrang sind unsere Kinder diesbezüglich große Vorbilder. Sie leben intensiv und sind immer im

„Jetzt.“

Hinter diesem QR-Code verbirgt sich eine Kurzentspannung

27. Einen guten Ort kennen

Falls du noch keinen Sonnenuntergang im Café del Mar erlebt, keine Aussicht vom Mount Everest genossen und auch die sixtinische Kapelle nicht von innen gesehen hast, haben wir etwas gemeinsam. Unser „guter Ort“ braucht kein besonderer Ort zu sein, der Wohnzimmersessel tut‘s auch. In einer hypnotischen Trance sind es oft Bilder von Stränden, Lichtungen, Bäumen oder auch schöner Plätze im Garten, die Menschen zum Einstieg einer Behandlung wählen und ich ermutige sie auch dazu. Warum? Solche Vorstellungen sprechen das Unterbewusstsein an und können bisher ungenutzte Ressourcen aktivieren. Und natürlich entspannen wir an solchen Orten besser. Das Erleben von Weite, der Geruch von Wald oder Meer, die Wahrnehmung von Sonne auf unserer Haut, das alles fördert körperliche Entspannungsreaktionen. Wir erleben Momente der Ruhe und Stille, wie es nur in der Natur möglich ist. Gleichzeitig öffnen wir uns damit für eine geistige Ebene, auf der die Veränderung stattfindet.

Wir alle brauchen Kraftorte, an denen wir abschalten und auftanken können. Ob dieser Ort real existiert und wir uns physisch dorthin begeben, oder ob wir „nur“ von ihm träumen, spielt eine untergeordnete Rolle. Der Körper reagiert in beiden Fällen darauf.

„Wo ist dein Kraftort?“

28. AT, PMR & Co.

Das Autogene Training wird auch als „Aspirin der Psychologen“ bezeichnet. Der von dem Psychiater J.H. Schulz in den 1930er Jahren entwickelte Ansatz findet in der Praxis eine breite Anwendung. Die Formulierungen wirken hypnotisierend und sind einfach in der Anwendung. Allein der Grundgedanke, sich selbst so beeinflussen zu können, dass Körper und Geist entspannen, gibt ein gutes Gefühl. Ebenso ist es bei der progressiven Muskelentspannung, die hilft, Entspannung auf der körperlichen Ebene anzustoßen. Ein Muskel, der gefordert wird, kann anschließend tiefer entspannen. Es ist der Rhythmus des Lebens, der sich in diesen Erfahrungen widerspiegelt: Anspannung und Entspannung in der jeweils stimmigen Dosierung und Abfolge. Kannst du dir die Freuden des Frühlings ohne vorherigen Winter vorstellen?

Große Leistungen werden oft
nach einer Phase
der inneren Einkehr vollbracht.

29. Das Auge im Zentrum des Sturms

Wenn ein Hurrikan entsteht, ist es da. Vollkommen ruhig und ganz still weilt es in seiner Mitte: Das Auge im Zentrum des Sturms. Es ist ein faszinierendes Naturschauspiel und ich liebe dieses Bild. Auch, wenn sich in unserem Leben „Unwetter“ ereignen, ist die Möglichkeit, dieses Zentrum zu finden, immer gegeben.

Besonders in den Zeiten, in denen ich auf einen Burnout zusteuerte, fühlte sich mein Leben ständig wie ein Sturm an. Der Wind kam andauernd von vorn und ich hatte Angst, diesem Wetter nicht gewachsen zu sein. Ich war als Lehrer im Dauerstress, habe abends oft unter großer Erschöpfung den Unterricht für den nächsten Tag vorbereitet. Kein Wunder, dass ich morgens nicht wirklich ausgeruht war. Heute bin ich aber auch stolz darauf, durchgehalten und eine Menge über mich gelernt zu haben. Tatsächlich bin ich anfällig für Überforderung, die zumeist meinem unseligen Perfektionismus entspringt. Allerdings habe ich gelernt, solche Situationen besser zu erkennen und gegenzusteuern. Was gab mir in all den Jahren die Kraft? Was trieb mich an, weiterzumachen? Wodurch konnte ich irgendwo tief in meinem Inneren daran glauben, dass alles einen Sinn hat, obwohl mir mein Verstand völlig andere Geschichten erzählte?

Das war das Auge im Zentrum des Sturms.
Es war immer da und immer ganz ruhig,
ich hatte es lediglich im Getöse übersehen.

30. Die Quelle besuchen

Die Erfahrung kam ganz überraschend. Während einer Kundalini-Massage entspannte ich plötzlich so tief, dass ich ein inneres Bild bekam. Ich stand in einem Getreidefeld. Es war vollkommen still. Ich hatte das Gefühl, Zeuge bei der Erschaffung der Welt zu sein, eine unbeschreiblich schöne Erfahrung. Anschließend fühlte ich mich wie neugeboren und konnte die Welt neu entdecken.

Eine „Heilquelle", ein „Quellenverzeichnis" oder auch der Traum von „der Quelle der ewigen Jugend", alles führt zu einem Ursprung, der uns fasziniert und magisch anzieht. Dort entspringt etwas Urtümliches, Reines, Erfrischendes. Etwas, von dem Leben ausgeht, weil es eben dort ent-springt. Die Quelle erscheint weit weg, auf einem Berg, in einem Wald oder tief in der Erde. Doch sie ist in der Nähe. Wenn wir uns daran erinnern, sind wir bereits da und können heilen. In jedem von uns gibt es einen solchen Ursprung, manchmal auch als Nullpunkt bezeichnet. Es ist der Ort, an dem Gott in uns wohnt. Wir können dort hingehen und sehen, wie der Strahl aus der Erde kommt und langsam, aber sicher zu dem Strom wird, der irgendwann ins Meer mündet. Es ist die vielleicht heilsamste Erinnerung:

Das bin ich!

HEILUNG
durch Schlafen

Schlafen gehört zum Gesündesten und Heilsamsten, was wir erleben. Die Griechen verehrten Hypnos als Gott des Schlafes. In ca. 30.000 Jahre alten Höhlenzeichnungen finden sich bereits Hinweise auf schamanische Trancereisen. An diesen Beispielen zeigt sich, dass Schlaf die Menschen schon immer fasziniert hat. Und wir können heute, durch die medizinische Forschung inspiriert, den Schlaf als Heilmittel viel besser verstehen. Das gilt auch für die klinische Hypnose, über die eine Vielzahl wissenschaftlicher Untersuchungen existiert.

Arthur Schopenhauer meint:
„Der Schlaf ist für den ganzen Menschen, was das Aufziehn für die Uhr." Und ein Einhundertfünfzehnjähriger Sarde antwortete, nach seinem Geheimnis für ein langes, gesundes Leben befragt: „Ich gehe ins Bett, wenn ich müde bin. Ich esse, wenn ich Hunger habe. Und ich schwitze einmal am Tag."
Und wie sieht das bei uns aus?

31. Schlaf dich gesund

Der Schlaf ist der Jungbrunnen für die Gesundheit, er ist „der Gefährte Gottes“. Im Schlaf füllen sich die Energiereserven wieder auf. Wir schlafen uns schön und stärken dabei das Immunsystem. Im Schlaf drücken die Zellen den Reset-Knopf und sogar unsere DNA kann repariert werden. Wir lernen und wachsen im Schlaf, Wunden heilen. Doch was brauchen wir, um ausgeschlafen, gut erholt und voller Tatendrang in den neuen Tag zu starten? Vielleicht hilft ein kurzer Blick auf die Schlafhygiene.

Fühlt sich der Schlafplatz gut an? Ist er ausreichend dunkel und besonders in den heißer werdenden Sommernächten kühl? Wie wäre es, für die Zeit der Erholung alle elektronischen Geräte aus dem Schlafzimmer zu verbannen? Ein guter Liegekomfort erfreut die Wirbelsäule. Unser Nervensystem braucht genügend Zeit, um entspannt einzuschlafen und in der Regel sechs bis acht Stunden zu ruhen. Die Selbstbeobachtung kann helfen, unseren natürlichen Schlafrhythmus zu finden. In jedem Fall ist es vorteilhaft, alles, was einen tiefen und ausreichend langen Schlaf behindert, zu vermeiden.

„Unser Tagwerk ist beendet. Du kannst dich nun ausruhen von den Mühen des Tages, meine kleine Freundin, bis das Morgenrot eines neuen Tages anbricht.“ aus: Khalil Gibran `Der Unsichtbare´

32. Powernapping

Wusstest du, dass es in New York Schlafkabinen gibt? In der Stadt, die niemals schläft, kann man mit abgedunkelten Brillen in kleinen Räumen ein Energie-Nickerchen machen.
Wir alle brauchen in herausfordernden Zeiten immer wieder Kraftorte zum Auftanken, um Abstand zum Alltag zu gewinnen oder auch um Altes loszulassen. Das einfachste, beste Mittel ist …? Genau! Schlafen! Und wer sagt, dass das nur nachts geschehen darf? Der Mittagsschlaf bietet sich ganz besonders an. Während der Körper mit Verdauen beschäftigt ist, laden wir unsere Batterien beim „Powernapping“ auf. Das geht nicht nur mittags, sondern funktioniert zu jeder Zeit, an jedem Ort. Viele Firmen machen sich diese Tatsache zu Nutze.

Im Anschluss an ein Power Napping geht es ausgeruhter an das nächste Projekt.

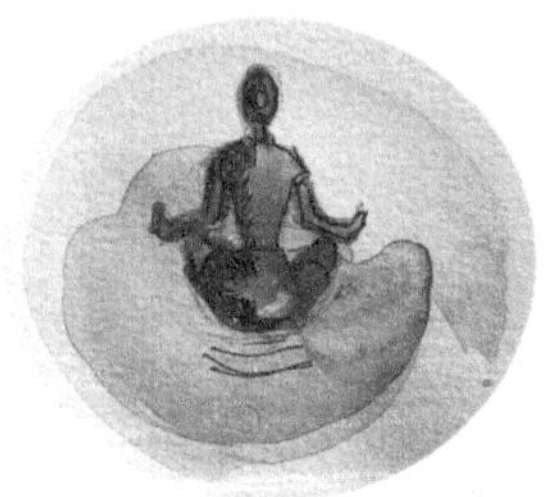

33. Gut einschlafen

Besonders das Einschlafen kann für jemanden, der damit Schwierigkeiten hat, quälend sein. Kopf und Körper kommen nicht zur Ruhe, dabei wollen wir nur eins: Endlich schlafen. Ähnlich ist es zu Beginn einer hypnotischen Trance, ich will meinen Klienten in einen schlafähnlichen Zustand bringen. Deshalb lassen sich Techniken aus diesem Bereich auch im Alltag als Einschlafhilfe nutzen. Im letzten Jahrhundert wurde ein Pendel benutzt, dem der Hypnotisand mit dem Blick folgen sollte. Diese Augenbewegungen bewirken bereits eine Entspannung. Es lassen sich im EEG vermehrt Alphawellen nachweisen*.

Ich benutze gern das Augenrollen nach oben. Dabei können sogar Thetawellen** entstehen, die einen noch tieferen Entspannungszustand anzeigen. Dazu reicht es, den Augapfel hinter den geschlossenen Lidern eine Zeit nach oben zu rollen, als wolle man „durch die Schädeldecke" schauen. Falls sich das unangenehm anfühlt, sollte die Intensität etwas gedrosselt werden. Der dadurch erzielte Entspannungseffekt kann auch beim Einschlafen helfen.

* dieses Phänomen wird ebenfalls bei der Behandlung traumatischer Erfahrungen durch EMDR (Eye Movement Desensitization and Reprocessing) genutzt. Alphawellen liegen zwischen 8-13 Hz und deuten auf beginnende Entspannung hin

** Thetawellen liegen im Bereich von 4-7 Hz und werden z.B. in REM-Schlafphasen gefunden.

34. Kräutertee, warme Milch & Co.

Es gibt sehr viele Einflussfaktoren auf unseren Schlaf. Ich denke da an meine Prüfungszeiten, die Phase, in der wir ein Haus gebaut haben oder auch an die Nächte vor und nach der Geburt unserer Kinder. Gefühle, sportliche Aktivitäten und Rauschmittel haben ebenso einen Einfluss wie Erkrankungen, das Abendprogramm oder Lärm.
Wer Hilfsmittel für seinen Schlaf nutzt, drückt damit auch aus, dass ihm diese besondere Zeit für seine Regeneration wichtig ist. Es gibt Kräuter, die den Schlaf unterstützen können. Dazu zählen zum Beispiel Melisse, Baldrian oder auch Lavendel. Bestimmte Lebensmittel können die Melatoninproduktion* fördern, z.B. Bananen, Mandeln oder auch Zimt. Wenn man sich tagsüber eine Weile Sonne auf die geschlossenen Augenlider scheinen lässt, unterstützt man den Körper ebenfalls, besser Melatonin zu produzieren. Das alles kann helfen. Funktionieren tut es allerdings nur, wenn man eine liebevolle Haltung zu dem Bedürfnis nach Erholung hat. Aus eigener Erfahrung weiß ich, wie oft ich nicht auf die Signale und Bedürfnisse meines Körpers geachtet habe.

Mit einer entspannten Haltung
können Hilfsmittel
einen erholsamen Schlaf unterstützen.

*Melatonin wird auch gern als „Schlafhormon“ bezeichnet, weil es u.a. unseren Tag-/Nacht-Rhythmus steuert.

35. Den Tag in Ruhe ausklingen lassen

Wenn unser Verstand mit Sorgen, ungesunden Bildern oder dem Stress des vergangenen Tages belastet ist, wird er schwerer loslassen und der Schlaf unruhiger werden. Kleine Rituale zwischen Wachen und Schlafen können helfen, uns beruhigter dem Schlaf anheim zu geben. Zum Beispiel können wir eine Rückschau machen und dankbar sein für alles Schöne, was uns an diesem Tag begegnet ist. Oder wir schreiben uns den Frust des Tages von der Seele und machen anschließend eine Runde um den Block.

*Was hilft dir,
den Tag in Ruhe
ausklingen zu lassen?*

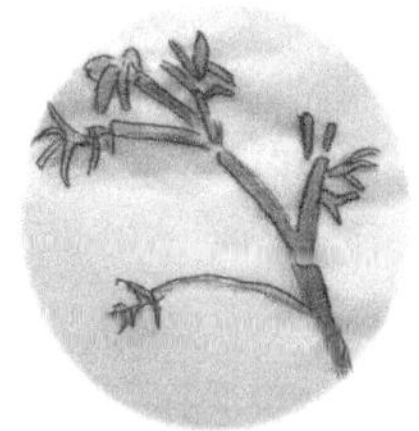

36. Die Freude auf den Morgen

Wir sind im Alltag zu oft durch ungesunde Glaubenssätze und schlechte Nachrichten hypnotisiert. Das sind Samen für Sorgen und allerlei Arten von Ängsten, die nachts weiterwachsen. Denn unser Unterbewusstsein schläft nie! Daher kann es sehr heilsam sein, sich vor dem Einschlafen auf den nächsten Morgen zu freuen. Es hilft, sich vorzustellen, wie wir gut gelaunt, kraftvoll und motiviert aufstehen. Das Leben wird neue Möglichkeiten erschaffen, Freude in uns zu entdecken. Unsere Seelen stellen in der Nacht die Kräfte für den nächsten Tag bereit. Mit dieser Vorstellung säen wir einen guten Samen und legen ein Holz auf das Feuer der selbsterfüllenden Prophezeiung.

„Wenn dieser Tag zu Ende ist,
werde ich ein wenig schlafen;
dann erscheint der neue Tag
in anderem Licht."

aus: Khalil Gibran "Der Unsichtbare"

37. Der eigenen Wahrnehmung vertrauen

Als Lehrer, einem Burnout schon recht nahe und völlig übermüdet, radelte ich morgens ziemlich verzweifelt zur Arbeit. Ich wusste nicht, wie ich diesen Tag schaffen sollte, so kaputt habe ich mich gefühlt. Dann kam plötzlich die Rettung. Nicht in Form eines Energydrinks und die Schule war auch nicht abgebrannt. Nein, ich habe in diesem Moment etwas begriffen. Mein Zauberwort hieß „Annehmen“. Ich begriff, dass ich mein Elend annehmen muss. In diesem Moment konnte ich aufhören, ständig innerlich gegen mich selbst zu kämpfen und mich für meine Misere zu verurteilen. Dadurch wurde ich ruhiger. Ich gebe zu, dass mir das oft nicht gelungen ist. Mein innerer Kritiker ist allzeit wach und gut ausgeruht.

Was das Schlafen angeht, habe ich heute eine gelassenere Einstellung: Der Körper holt sich, was er braucht. Was natürlich nicht heißen soll, dass ich nicht auf ihn achte. Im Winter brauche ich mehr Schlaf als im Sommer und manchmal hilft nur Powernapping. Ich darf meinem Körper vertrauen, der mir schon sagt, was er braucht. Das gilt fürs Schlafen genauso wie fürs Essen.

Die eigene Wahrnehmung ernst zu nehmen heißt, mich selbst besser zu akzeptieren.

38. Hypnotisiert werden

Ich bezeichne Hypnose gern als die kleine Schwester oder den kleinen Bruder vom Schlaf. So gesehen weilen wir jede Nacht beim großen Bruder und nutzen den Schlaf für unsere Heilung. In diesem Zustand sind wir entspannter und fokussierter. Unser kritischer Verstand wird heruntergefahren. Sorgen, Ängste und Zweifel fallen weg und alles ist möglich! Dann gewinnt, wenn auch zunächst nur in unserem Kopf, die Vision oder Vorstellung von etwas, die Teil des Unterbewusstseins ist. Das ist immer so, wenn der Verstand und die Phantasie in Konflikt geraten. Jedes innere Heilbild, jeder gesundheitsfördernde Gedanke, jedes sportliche Ziel, das sich tief in unserer Vorstellungskraft befindet, trägt eine immense Kraft zur Verwirklichung in sich. Das ist der Grund, warum Hypnotherapie* so gut funktioniert.

*Selbsthypnose bedeutet,
in einem entspannten
und fokussierten Zustand das Ziel
seiner Träume zu visualisieren.*

* die Anwendung von Hypnose zu Heilzwecken

39. Der Morgen danach

Morgenstund hat Gold im Mund. Ein neues unbeschriebenes Blatt liegt vor uns und „täglich grüßt das Murmeltier“. Wir werden, wie Bill Murray im gleichnamigen Film, unsere Lektionen bekommen, das ist sicher. Und für jeden sind es andere Herausforderungen, die zur Meisterschaft führen. Wir sollten dankbar dafür sein, denn Hindernisse sind eine Bestätigung, dass wir auf dem Weg sind.
Es reicht, wenn wir nur diesem Tag unsere volle Aufmerksamkeit schenken, 24 Stunden sind eine überschaubare Einheit. Es ist wunderbar, wenn wir die Geschenke dieses Tages annehmen können. Auch, wenn es einer größeren Kraftanstrengung bedarf oder wir kurzzeitig verzweifeln. Für jede Disziplin braucht es Geduld und Ausdauer. Die Belohnungen folgen erst später. Nach einem halben Jahrhundert Lebenserfahrung fühlt es sich für mich so an, als wäre meine Seele viel gründlicher, langsamer. Eine Ausbildung möchte durchlaufen werden und nur die Wenigsten dürfen eine Klasse überspringen. Machen wir das Beste aus diesem Tag. Es tut gut, die Vergangenheit zu vergessen und einen mutigen Schritt in die Zukunft zu tun. Wir leben heute und wir sollten gut leben. Carpe diem!

*„Du weißt, welcher Kraftanstrengung es bedarf,
um den Bogen zu öffnen, richtig zu atmen,
dich auf dein Ziel zu konzentrieren,
dir über die Absicht klar zu sein, die Eleganz der
Haltung zu bewahren, das Ziel zu repektieren.“*

aus Paulo Coelho "Der Weg des Bogens"

40. Von neuen Möglichkeiten beschenkt

„Denn immer, immer wieder geht die Sonne auf und wieder bringt der Tag für uns ein Licht“ sang Udo Jürgens. Das Bewusstsein für die immer wiederkehrenden Möglichkeiten, die uns das Leben schenkt, finde ich beruhigend. Wir bekommen nicht nur eine zweite, sondern auch eine dritte Chance. Nachdem wir besser verstanden haben, wie die Gesetzmäßigkeiten des Lebens funktionieren, können wir sie uns auch besser zunutze machen. Das braucht Geduld und Zeit und funktioniert im fortgeschrittenen Alter anders als in der Jugend. Ich kenne auch Tage, die sich nicht wie ein Geschenk oder eine Möglichkeit, sondern eher wie eine Qual angefühlt haben. Doch auch darin liegt eine Chance. Rückblickend konnte ich dadurch eine gewisse Stehaufmännchenmentalität entwickeln, die immer das gute Ende im Blick hält. Es ist ja mittlerweile ein geflügeltes Wort geworden und wir dürfen es auch wirklich so meinen:

Alles ist gut!

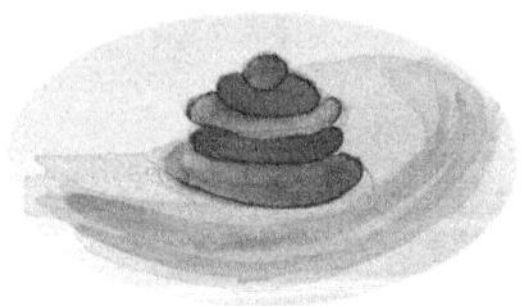

HEILUNG
der Gedanken

Steve Jobs hatte die Idee, die Welt zu verändern. Gerhard Schröder rüttelte als junger Abgeordneter am Zaun des Kanzleramtes und rief: „Ich will da rein." Tina Turner hatte den Traum, als dunkelhäutige und bereits etwas ältere Frau Rockstar zu werden – ein in den 70er Jahren schier unmögliches Unterfangen. Gegen diese Beispiele hört sich der 3. Grundsatz nach Coué* sehr nüchtern an: Eine Idee strebt innerhalb der Grenzen des Möglichen ihrer Realisation zu. Es lohnt sich also, seine Gedanken zu beobachten, sonst können die tollsten Dinge passieren.

In meiner Praxis erlebe ich immer wieder, wie falsches Denken uns krank macht. Eine negative Grundeinstellung gegen uns selbst oder gegenüber dem Leben ganz allgemein, permanentes Urteilen mit all seinen Folgen und negative Zukunftserwartungen, bringen uns um unseren gesunden Verstand. Dann wird das Denken arm und krank, wir sind „geisteskrank". Unser Geist braucht aber vor allem Zuversicht, damit das Leben Spaß macht. Dazu gehört der Glauben an sich selbst und an alles, was einem das Leben mitgegeben hat. Die Hoffnung, dass alles gut wird und sich die Mühen lohnen. Und die Liebe als eine Form der Hingabe, die die eigenen Anstrengungen erst lohnenswert macht. Natürlich braucht ein gelingendes Leben besonders das Herz „am richtigen Fleck". Doch es lohnt sich in jedem Fall, einen konzentrierten Blick auf die eigene Gedankenwelt zu richten.

* Coué ist ein bekannter französischer Hypnotiseur.

41. Die Pferde in der Spur halten

Stell dir vor, du reist als Kutscher, der seine Pferde an den Zügeln hält. Die Pferde sind deine Gedanken, die immer wieder ausbrechen wollen. Daher passiert es ständig, dass deine Kutsche auf einen Abhang zusteuert oder du dich verfährst. Die Böschungen rechts und links des Weges stehen auf dieser Fahrt überwiegend für Zweifel, Sorgen und Ängste – doch sie sind nicht der Weg! Der Kutscher muss sein Ziel kennen, um seine Pferde sicher zu leiten.

Ich mag dieses Bild auch deshalb, weil es zeigt, dass Kutscher und Pferd nicht eins sind. Wir sind nicht unsere Gedanken! Wir können aufhören uns mit unserer Gedankenwelt zu identifizieren und dadurch einen großen Schritt in Richtung Heilung machen. Deshalb finde ich die Vorstellung hilfreich, seine Pferde gut zu beobachten, um sie besser in der Spur zu halten. Dann ist der Weg überwiegend mit schönen Gedanken, Wünschen und Träumen gepflastert und wir kommen sicher ans Ziel.

„Du mußt dich mit aller Herzenskraft sammeln, auf eines konzentrieren, damit du nicht dieses dein Herz an die Wechselhaftigkeit rastloser Gesinnungen gewöhnst.“ Hildegard von Bingen

42. Ich bin

Ich bin – zunächst mal nicht meine Gedanken. Denn bei ungefähr 70.000* Gedanken am Tag wird eine Menge Blödsinn dabei sein. Wer das eine Weile an sich selbst beobachtet, braucht sie nicht mehr ganz so wichtig zu nehmen. „Die Gedanken kommen und gehen wie die Wolken am Himmel" lautet eine Affirmation aus dem Autogenen Training. Das Laute kommt immer aus der Stille und geht auch dorthin wieder zurück. Wir sind nicht unsere Gedanken, dann schon eher die, die denken. Wer aufhört, sich mit seiner Gedankenwelt zu identifizieren, genießt ungeahnte Freiheiten.
Gleichzeitig ist es wichtig, wie wir über uns denken. Wir können die Worte „Ich bin" nutzen, um uns an echte Werte zu erinnern. „Ich bin ehrlich!", „Ich bin schön!" oder auch „Ich bin gesund" sind wahrhaft gute Gedanken.

„Ich-bin-Sätze"
besitzen eine besondere Kraft.

*verschiedene psychologische Studien sprechen von 60 – 80.000 Gedanken pro Tag

43. Ich darf

Nachdem wir unser „Muss" (Nr. 23) zu Grabe getragen haben können wir eine entspanntere Haltung zum Leben einnehmen. Zum Beispiel: „Ich darf". Dürfen ist kein Müssen, sondern eine Möglichkeit, eine Erlaubnis und eine Einladung. Alles, was wir in diesem Geiste tun, wird sich besser anfühlen und mehr Freude bereiten. Falls du Vater oder Mutter bist: Erinnerst du dich an das Gesicht deines Kindes, nachdem du ihm eine Erlaubnis gegeben hast? Die folgenden „Ich darf" – Sätze haben einen Bezug zu unseren psychosozialen Grundbedürfnissen.* Werden sie zu gelebten Grundhaltungen, wird sich unsere Zufriedenheit und Lebensfreude spürbar verbessern. Wir können sie an einen Spiegel ins Bad kleben oder sie uns ab und zu laut vorlesen.

„Ich darf anderen nahe sein."
„Ich darf sichere und langandauernde Beziehungen führen."
„Ich darf ich selbst sein und die Welt entdecken."
„Ich darf mich geliebt fühlen, so wie ich bin."
„Ich darf ein erfülltes und sinnvolles Leben führen."
„Ich darf Lust haben und mich wohl fühlen."
„Ich darf mich einer höheren Macht anvertrauen."

*In der körperorientierten Bonding-Psychotherapie sind das: Bedürfnis nach körperlicher Nähe und emotionaler Offenheit, Bindung, Autonomie, Anerkennung und Selbstwert, Identität, körperliches Wohlbehagen und Lust, Sinn und Spiritualität.

44. Ich brauche

Für mich war es wichtig, unbedingt mal auf einem Konzert von Eric Clapton gewesen zu sein. Mein Bruder braucht alle paar Monate einen Segeltörn und ein lieber Klient von mir wäre ohne das Jahr auf dem Jacobsweg nicht glücklich geworden. Für den einen ist es die Katze, für den anderen der Hund. Unsere Tochter läuft am liebsten das ganze Jahr in Sommerkleidern, eine Freundin hüllt sich zwölf Monate mit verschiedenen Schals und Decken ein. Stille-Retreat oder Festival, Kakao oder Zitronen Ingwerlimonade, Jogging oder Walking, Berg oder Meer, Rot- oder Weißwein? Glück ist so verschieden, zur Not müssen wir alles ausprobieren.

„Was brauchst Du?"

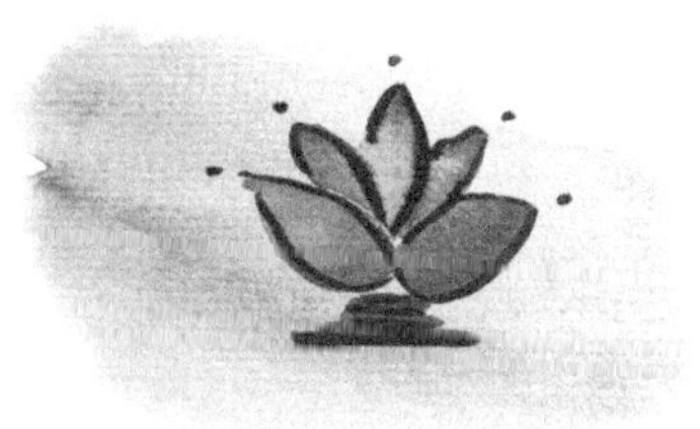

45. Positiv bleiben

Dale Carnegie hat mit seinen Büchern positives Denken millionenfach bekannt gemacht. Und natürlich fühlt es sich besser an, wenn wir uns mit freudvollen, visionären oder kreativen Gedanken in eine gute Stimmung bringen. Negative Gedanken besitzen eine selbstzerstörerische Kraft. Ganz besonders unsere Glaubenssätze sollten lebensbejahend sein. Deshalb ist es gut, dabei auf Verneinungen zu verzichten. Der Satz:

„Ich halte allzeit Ausschau nach der Freude in meinem Leben!" beinhaltet eine ganz andere Kraft und Ausrichtung als „Ich bin nicht mehr traurig". Ein vorwärts gerichtetes „Ich bin mutig ohne Ende" wirkt wiederum anders als ein eher zurückschauendes „Ich habe keine Angst mehr".

Aus meiner Praxis

In Einzelsitzungen schlage ich oft vor, sich bestimmter Worte ganz zu entledigen. Ein im psychologischen Kontext immer wieder „gern" benutztes Wort hat 8 Buchstaben und fängt mit „Block..." an. Es wird an „Denk...", „Schreib..." oder sogar „Sitz..." angehängt und hat eben auch eine bestimmte Kraft, die die Wirkung dieses Wortes in unserem Leben verstärkt. Allein das Wort „Block..." nicht mehr zu nutzen, kann eine enorm befreiende Wirkung haben und wieder mehr Lust auf das nächste Projekt machen.

Weil das positive Denken nicht immer so ganz einfach ist, kommt hier noch ein kleiner Trost. Die Signale des EKG sind um das ca. 60-bis 70fache stärker als die des EEG. Wir können darauf vertrauen, dass das Herz, der Ort unserer Träume, Visionen und Wünsche, auf Dauer immer stärker sein wird als der Verstand mit seinen Zweifeln.

Unser Herz wird uns zum richtigen Denken führen.

46. Stopp sagen

Obwohl ich positives Denken propagiere, gelingt es mir selbst manchmal nicht. Wenn ich nicht aufpasse, verfalle ich in alte Denkmuster und halte mich in ungesunden Gedankenwelten auf. Das drückt auf meine Stimmung. Was mir heute allerdings besser gelingt, ist das Akzeptieren. Es ist menschlich, in alte Verhaltensmuster zu fallen. Unsere Prägungen sitzen zum Teil sehr tief. Wir können uns das vergeben, loslassen und unser Bewusstsein wieder viel stärker auf den gegenwärtigen Moment richten. Ganz praktisch, im Alltag, hilft dabei ein laut gesprochenes oder leise gedachtes „Stopp". Zum Beispiel mit einem freundlichen Schlag auf die Stirn oder in die Hände. Damit wir es auch körperlich spüren! „Stopp" bedeutet dann für Körper und Geist einen Neuanfang, einen Reset, den wir mit einem Lächeln beginnen können. Unser Blick richtet sich dann nicht mehr trübe zurück, sondern freudig nach vorn. So wie in der Halbzeit, es steht 0 : 1, aber wir können das Spiel noch drehen! Durch unser „Stopp" haben wir bereits den Ausgleich erzielt!

„Stopp!"

47. Endlich Ruhe

Als ich noch unterrichtet habe, habe ich mir zu Beginn des Unterrichts die Freiheit, genommen zu warten, bis alle still geworden sind. Einschließlich mir! Es braucht eine Weile, bis sich 25 Menschen aufeinander „eingeschwungen" haben, sich sehen und hören. Nicht nur der Körper, auch der Geist sollte aufmerksam und wach sein, wenn er etwas lernen will. Oft waren es nur ein paar Sekunden der Stille, für mich die schönsten!

Und jetzt stell dir vor, wie sich auch dein Kopf leert und vollkommen still wird. Absolute Ruhe. Keine störenden Gedanken, kein Stress, noch nicht mal Gefühle – nur Leere. Mir wird es nicht gelingen, diesen wunderbaren Zustand vollumfänglich zu beschreiben, aber die Erfahrung wünsche ich jedem. Für mich sind es herausragende Momente, solch tiefe Ruhe und Stille zu erleben. In Wirklichkeit ist sie immer da, nur achten wir leider häufig fast ausschließlich auf den Lärm.

Eine Klientin meinte: „Als ich bei Ihnen hinausging, war mein Kopf völlig leer, ich konnte nicht mehr denken!" Für mich war das ein voller Erfolg. Ich bin mir nicht ganz sicher, ob sie das auch so gesehen hat. Sie war mit einer Ebene außerhalb ihres Denkens in Berührung gekommen, dort beginnt die Stille. Alleine dieses Wissen kann uns ein bisschen heiler machen.

„Auf unserer tiefsten Ebene sind wir Ruhe,
Stille und vollkommene Leere –
die höchste Form von Glück."

48. Nur Worte?

Wir müssen die Sprache nutzen, um uns mitzuteilen. Und die Worte, die wir benutzen, haben eine bestimmte Kraft und Schwingung. Das kann man eindrucksvoll an den Wasserkristallen sehen, die Masaru Emoto* fotografiert hat, nachdem er das Wasser bestimmten Informationen ausgesetzt hat. Es ist wichtig, wie wir über uns denken und wie wir mit anderen Menschen umgehen. Welche Worte benutzen wir? Die gewaltfreie Kommunikation nach Marshall Rosenberg ist eine große Hilfe für einen respektvollen Umgang. Die „Giraffensprache" kann helfen, uns besser zu beobachten, Bedürfnisse und Gefühle auszudrücken sowie Bitten zu formulieren. Wenn es gelingt, die Urteile des Verstandes aus unserem Denken und Sprechen zu verbannen, tragen wir zu einem friedvolleren Miteinander bei.

Ich durfte einige angehende Tierärzte begleiten, die als absolute Nervenbündel zu mir kamen, weil sie nach mehreren Durchfallern nur noch eine Chance auf ihren Berufsabschluss hatten. Unter anderem habe ich der Situation einen neuen Rahmen gegeben, zu dem ich allen Azubis rate. Das Wort „Prü...." (7 Buchstaben) wird sofort komplett aus dem Wortschatz gestrichen. Stattdessen gibt es nur noch Tage, an denen man sich präsentieren darf! Ich freue mich, sagen zu können, dass alle bestanden haben.

Welche Worte benutzt du?

* Masaru Emoto (*1943, †2014) wird als Pionier der Wasserforschung bezeichnet, sein Hauptwerk ist „Die Botschaft des Wassers".

49. Verständnis aufbringen

Noch immer haben Epochen der Aufklärung Menschen weitergebracht. Die Natur und uns als Teil der Natur besser zu verstehen, bedeutet Fortschritt. Um die Welt zu retten, müssen wir deshalb unseren wahren Wesenskern noch besser kennenlernen. Dieser wird die zukünftigen Herausforderungen meistern.

Nun ist es allerdings so, dass der Verstand beim Verstehen über die wahre Natur der Dinge im Weg ist. Weil er in der Regel in Gegensätzen und innerhalb bestimmter Grenzen denkt. Tiefere Dimensionen des Lebens erschließen sich aber erst bei völlig vorurteilsfreier, unschuldiger Wahrnehmung. Hilfreich ist deshalb auch alles, was die scheinbare Logik ins Wanken bringt. Deshalb liebe ich die Weisheitsgeschichten von Anthony de Mello. Hier kommt eine Kostprobe, die mir in meinem Alltag schon oft geholfen hat.

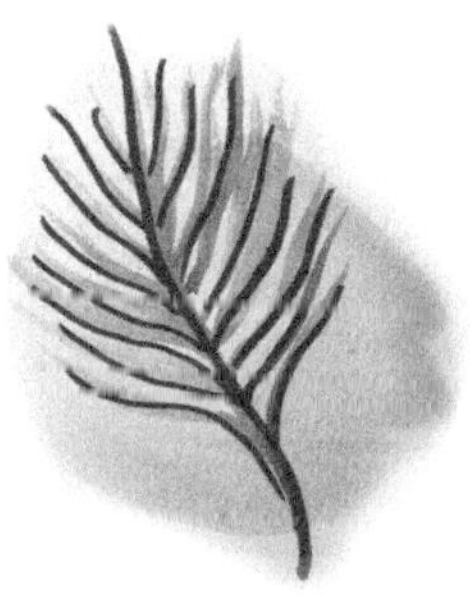

Weisheitsgeschichte:

Eine chinesische Geschichte erzählt von einem alten Bauern, der ein altes Pferd für die Feldarbeit hatte. Eines Tages entfloh das Pferd in die Berge, und als alle Nachbarn des Bauern sein Pech bedauerten, antwortete der Bauer: „Pech? Glück? Wer weiß."

Eine Woche später kehrte das Pferd mit einer Herde Wildpferde aus den Bergen zurück, und diesmal gratulierten die Nachbarn dem Bauern wegen seines Glücks. Seine Antwort hieß: „Glück? Pech? Wer weiß."

Als der Sohn des Bauern versuchte, eines der Wildpferde zu zähmen, fiel er vom Rücken des Pferdes und brach sich ein Bein. Jeder hielt das für ein großes Pech. Nicht jedoch der Bauer, der nur meinte: „Pech? Glück? Wer weiß."

Ein paar Wochen später marschierte die Armee ins Dorf und zog jeden tauglichen jungen Mann ein, den sie finden konnte. Als sie den Bauernsohn mit seinem gebrochenen Bein sahen, ließen sie ihn zurück.

War das nun Glück? Pech?
Wer weiß.

50. Nie wieder Urteilen

Es ist eine Krankheit, ja eine Seuche. Sie hat Epochen geprägt, Kriege geschürt und das Denken vergiftet. Wir haben unseren Geist gespalten und Unfrieden gesät. Wodurch? Durch die Urteile unseres Verstandes. Er beleuchtet das Leben scharfsinnig und seziert in das, was sein darf und was nicht. Bei genauerer Betrachtung ist es immer der Kopf, der diesem Hobby fröhnt. Unser Herz ist anders. „Einheit", „Ganzheit", „Freundlichkeit" und „Güte" sind seine natürlichen Eigenschaften, mit denen es dem Leben begegnet. Wie wäre es, wenn schon bald „das letzte Urteil" gegen das Urteilen selbst gefällt wird? Wie sähe die Welt aus, wenn das permanente Richten endlich ein Ende hätte?

[..] Das Richten war die Ursünde. Jedes Wesen setzt durch das Richten konsequent seine eigene Getrenntheit in Gang. Das ist der einzige Weg, auf dem eine reine, unschuldige, nach dem Ebenbilde Gottes erschaffene Seele sich aus der Gemeinschaft der Liebe abwenden kann. Die direkte Konsequenz des Richtens ist die Trennung. [..] Was immer ihr abweist, wird euch abweisen.

Aus dem Buch „Unendliche Liebe" von Glenda Green

HEILUNG
durch „Wer du bist"

Wir mögen in einem Berg voller Probleme stecken. Vielleicht sind wir verzweifelt und unsere Körper rebellieren. Oder wir sind sehr krank und wissen nicht, wie und ob das Leben für uns weitergehen kann. In all' diesen Situationen ist es möglich, so etwas wie Heilung zu erleben. Jetzt fragst du vielleicht, wie soll das gehen? Das geschieht immer dann, wenn wir mit unserem Ursprung, unserer Seele, dem Grunde unseres Seins in Kontakt kommen. Dann können wir Momente der Heilung erleben. Es ist eine Erinnerung an die Essenz, die wir wirklich sind. So ähnlich, als hätten wir nach Jahrzehnten wieder einen Kirschkuchen gekostet, so wie er von unseren Großmüttern ursprünglich gedacht war. Ich habe Daniil Trifonov Klavierspielen gehört und musste aus tiefsten Herzen weinen, weil die Musik so schön war.

Wir sind alle, obwohl unterschiedlichste Charaktere, aus demselben Holz geschnitzt. Wir sind Seelen auf einer Abenteuerreise, die sich in jedem Moment wieder an ihre Ursprünglichkeit und Herkunft erinnern können. Der „Plan" für unsere Heilung wurde uns gratis mitgeliefert. Er schien nur für eine Weile nicht auffindbar.

51. Richtig sein

Weißt du, dass du richtig bist? Zweifelst du daran? Dann wird dir vielleicht der folgende Satz helfen: „Du bist der richtige Mann/die richtige Frau, zur rechten Zeit am rechten Ort!" Es stimmt! „Du bist der richtige Mann/die richtige Frau, zur rechten Zeit am rechten Ort!" Es ist jetzt immer noch genauso wahr, sag´s dir zur Not stündlich. Alle guten Dinge sind drei.

„Du bist der richtige Mann/
die richtige Frau,
zur rechten Zeit, am rechten Ort!"

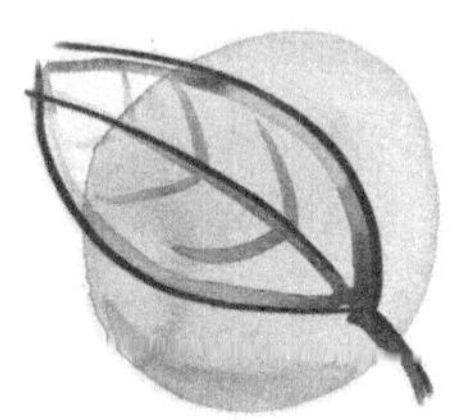

52. Folge deinen Träumen

Phillipe Petit, saß beim Zahnarzt, als er in einer Zeitschrift die Pläne für die Türme des World Trade Centers in New York sah. In dem Moment wusste er bereits, dass er ein Seil spannen würde. „Wenn ich drei Apfelsinen sehe, muss ich jonglieren und wenn ich zwei Türme sehe, muss ich ein Seil spannen", sagt er in der wunderbaren Dokumentation „Walk on wire" von James Marsh. Diese zeigt eindrucksvoll das „künstlerische Verbrechen des Jahrhunderts" und ging so in die Geschichte ein. Der wahrscheinlich berühmteste Seiltänzer der Welt ist auch „über" Notre Dame gegangen. Er „musste" das tun. Danke Phillipe! Einen Satz aus der Dokumentation hat mich besonders berührt: „Wenn du ein Bein auf das Seil setzt, geht der Tod mit." Wir dürfen das nicht verdrängen. Unser Leben hier auf der Erde ist endlich. Der Tod geht tatsächlich mit uns mit. Doch welche Schlussfolgerung ziehen wir daraus? Wenn wir unser Leben als ein Geschenk begreifen, können wir unser inneres Kind freilassen und wieder mit dem Leben spielen. Tatsächlich ist dies oft die einzige Möglichkeit, uns wirklich lebendig zu fühlen. Ich habe es als Aufkleber auf unser Auto geklebt:

„Folge Deinen Träumen!"

53. Sich öffnen

Im Kommunikationsseminar wurden Vierergruppen gebildet, um uns gegenseitig Rückmeldungen zu geben. Es ging um die Frage: Was schätze ich an dir? Die Gruppeneinteilung versetzte mir einen Schreck. Bei einem Teilnehmer konnte ich mir beim besten Willen nicht vorstellen, wie ich da eine positive Rückmeldung zustande bringen sollte. Und es waren immer 60 Sekunden, die wir dafür Zeit hatten. Dann passierte etwas. In den 60 Sekunden änderte sich mein Blick. Ich sah mein Gegenüber durch eine neue Brille. Mein Blickfeld hatte sich geöffnet und ich konnte durchaus gute Eigenschaften finden, die ich diesem speziellen Teilnehmer auch rückmeldete. Diese Erfahrung hat sich bei mir tief eingeprägt. Heilung ist immer auch eine Öffnung, eine Hinwendung zu etwas oder jemanden. Und sie hat mit Liebe zu tun.
Wodurch öffnen wir uns? Fragen! Besonders durch solche, die in Krisenzeiten, während einer Erkrankung oder in einem existenziellen Zusammenhang entstehen.

In jeder Frage verbirgt sich bereits die Antwort. Wir haben uns lediglich für sie geöffnet.

54. Farbfernsehen

Die Welt ist bunt. Und Farbfernsehen ist spannender als schwarz-weiß. Wir kennen einige Bedeutungen: Grün ist die Hoffnung, Rot die Liebe und Weiß wird gern im Zusammenhang mit Reinheit genutzt. Es gibt viele Möglichkeiten, Farben im Alltag zu nutzen. Ich habe es mir zu einem kleinen Morgenritual gemacht zu schauen, welche Kleidungsfarbe zu diesem Tag passt. Manchmal frage ich mich auch, was ich brauche und ziehe dann meinen orangefarbenen Pulli an. In therapeutischen Sitzungen nutze ich Farben anders. Wenn jemand Ruhe, Freude oder Frieden spürt, dann frage ich: „Welche Farbe hat Ruhe? Welche hat Freude oder welche repräsentiert für dich Frieden? Wenn dann jemand z.B. sagt: blau, rosa und grün dann bitte ich ihn, diesen Farben in seiner Vorstellung einzuatmen. Er soll den ganzen Körper damit auffüllen und darin baden, um jede einzelne Zelle seines Körpers zu erreichen. Im Alltag lässt sich schnell an diese Erinnerungen anknüpfen. Ein blaues Auto fährt vorbei und wir können ganz ruhig sein! Wir sehen eine weiße Blüte und sagen:

„So rein bin auch ich!"

55. Einzigartig sein

Ich erinnere mich noch gut, dass wir als Kinder sofort zum Fenster gerannt sind, wenn der erste Schnee fiel. Dieser eine Moment war immer wieder faszinierend und der Startschuss in eine neue Zeit mit Schneebällen, Schlitten- oder Skifahren, Iglus und Schneemännern. Die kleinen Kristalle veränderten die Welt, sie wurde weiß und neu. Und so, wie jede einzelne Schneeflocke ein Unikat ist, gibt es dich und mich auch ganz genau ein einziges Mal auf diesem Planeten. So wie ich die Welt sehe, sieht sie kein Zweiter. Über die Fähigkeiten, die du besitzt, verfügst nur du. Kein anderer hat dieselben Geschwister und dieselben Hosen getragen. Keiner hat die dieselben Verletzungen erlitten. Niemand hat dieselben Visionen, Wünsche, Ziele und Träume. Keiner hat denselben Charakter. Kein anderer lebt unser Leben, das können nur wir selbst. Damit wir erblühen, müssen wir die richtige Erde finden. Wir müssen mit unseren Wurzeln tief graben. Vielleicht brauchen wir ab und an einen Gärtner, der mal die Hand oder eine Säge anlegt. Und dann können wir uns hoch strecken und den Himmel berühren.

Wir bleiben immer einzigartig, wie eine Schneeflocke.

56. Gefühle haben

In vielen Familien sind Väter und Großväter durch Kriege traumatisiert. Frauen haben in ihrer Geschichte Verletzungen, Demütigungen und Diskrimierung erlebt. In Körpern steckt oft viel Leid. Trotzdem fällt das Fühlen so schwer. Warum? Die Verdrängung hat manchmal über Jahrzehnte gut funktioniert, doch irgendwann fordern unsere Seelen ihr Recht ein. Sie wollen frei von Nebenwirkungen leben, ohne Angst und Schrecken. Verdrängte Gefühle schreien nach Erlösung, um nicht weiter wie ungebetene Geister im Unterbewusstsein ihre Schatten zu verbreiten.

Angst, Wut, Neid, Trauer und Liebe sind die großen Grundgefühle. Elisabeth Kübler-Ross, die berühmte Schweizer Ärztin und Sterbeforscherin hat sie in ihrem Sterbephasenmodell beschrieben. Für mich sind Gefühle einerseits ein Zeichen meiner Lebendigkeit. Wenn ich echte Gefühle habe, bin ich mit dem Leben verbunden. Andererseits sind Gefühle auch Wegweiser und Helfer. Warum? Wenn ich in mich hineinspüre, meine Gefühle ernst nehme und sie ausdrücke (lat. emovere = herausbewegen* daher das Wort „Emotion"), mache ich das auf einer tieferen Ebene meines Selbst. Gefühle können so den Weg in meine eigene Wahrheit weisen. Und sie haben oft auch eine (über-) lebenswichtige Funktion, hier in Anlehnung an das Phasenmodell von Elisabeth Kübler-Ross.

Phasenmodell von Elisabeth Kübler-Ross

Angst,
als Warnung vor den Gefahren des Alltags

Wut,
um „Nein, danke!" zu sagen und wieder den richtigen Abstand zu meinem Gegenüber herzustellen

Neid,
als Ansporn, etwas genausogut zu machen wie mein Vorbild

Trauer,
um Altes loszulassen

Liebe,
als Ausdruck meines Kerns, der ich wirklich bin

57. Vertrauen können

„Kontrolle ist gut, vertrauen ist besser!“ Ich propagiere eine Modifizierung der Volksweisheit, damit wir besser entspannen können. Das fällt dem Kopf alles andere als leicht! Es ist sogar so, dass er die Fähigkeit zu Vertrauen gar nicht besitzt. Vertrauen können wir nur mit dem Herzen. Der Verstand wird hingegen sehr schnell zehn Argumente präsentieren, warum wir nicht vertrauen sollten. Doch das ganze Leben ist eine Vertrauensprüfung, manche nennen es auch „eine Wette auf sich selbst“. Für unser Leben, für die Entspanntheit und Freude ist es von entscheidender Bedeutung, die Kraft des Vertrauens in sich zu finden. Wer nicht Vertrauen kann, muss ständig kontrollieren und leidet schlimmstenfalls unter Zwängen. Solange sich die Angst nur auf eine Herdplatte oder eine verschlossene Tür bezieht, mag es noch gehen. Aber eine Haltung, die das Leben kontrollieren möchte, wird immer deutliche Einschränkungen der Lebensqualität und persönlichen Freiheit nach sich ziehen. Deshalb meine ich:

„Kontrolle ist gut, vertrauen ist besser!“

58. Sich ansehen

Ich habe von einem amerikanischen Krebsarzt mit einer eigenartigen Therapiemethode gehört. Er forderte seine Patienten auf sich nackt in einen Raum mit einem Spiegel zu begeben und diesen erst zu verlassen, wenn sie der Person, die sie sehen, sagen können:

„Ich liebe dich!"

59. Keinen Vergleich ziehen

Wer hat das größere Auto, das dickere Portemonnaie? Wer ist gar Schönste im ganzen Land? Höher, schneller, weiter war immer schon ein Motto, das uns angetrieben hat. Und wenn der Neid, der durch den Vergleich mit anderen entsteht, uns anspornt, ähnliche oder bessere Leistungen zu vollbringen, kann er durchaus hilfreich sein. Dabei dürfen wir aber nicht in die Falle tappen, uns selber klein zu machen, unser Licht unter den Scheffel zu stellen. Denn wir werden immer einen finden, der noch schneller, klüger, reicher oder was auch immer ist. Ich habe mich oft dafür geschämt, kein Geld zu haben. Und durch mein ständiges Vergleichen habe ich alles noch schlimmer gemacht. Für dich und mich gibt es keinen Vergleich!

„Wo der Vergleich aufhört,
fängt Persönlichkeit an."

60. Ein Wunder erleben

Hast du jemals ein Wunder erlebt? Bist du vielleicht Vater oder Mutter geworden? Standest du vor einem Mammut-Baum oder unter den Niagara-Fällen? Hast du einen Samen in die Erde gesteckt oder versucht, eine Wurzel aus deinem Garten zu entfernen? Warst du Zeuge einer Heilung oder hast dir selbst tief in die Augen geschaut? Wurde dir ein Steuer-Bescheid zugestellt oder hast du „Life of Pi“ gesehen? Kennst du „Ein Kurs in Wundern“?

„Das Wunder ist nicht,
auf dem Wasser zu wandeln,
sondern auf der Erde zu gehen!“

Thich Nhat Hanh

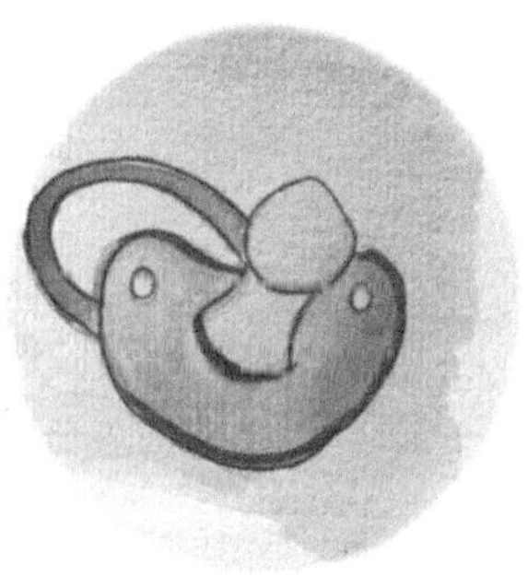

HEILUNG
durch Therapie

Es kann sein, dass die Gesundheit so sehr leidet, dass wir uns getrost in professionelle Hände begeben dürfen. Und dabei können wir für eine Gesundheitsversorgung dankbar sein, von der einige Länder nur träumen. Sowohl bei einer körperlichen als auch einer seelischen Behandlung lernt man neue Menschen kennen, die uns einen Rahmen bieten, um zu heilen. Ein stationärer Aufenthalt oder auch eine ambulante Therapie sollten dafür gute und geschützte Orte bieten. Vielleicht finden wir Weggefährten, Vorbilder oder sogar Freunde. Menschen, die diesen oder einen ähnlichen Weg schon gegangen sind und uns lebenswichtige Hinweise geben. Während meines Studiums habe ich einen trockenen Alkoholiker kennengelernt, der als Oberarzt in einer Suchtklinik arbeitete. Einen Besseren wird man kaum finden.

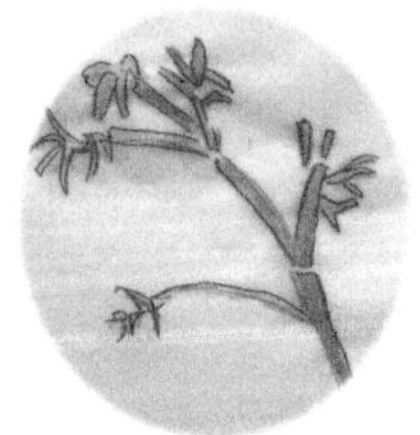

61. Was tun?

Es gibt wunderbare Therapieformen und hervorragende Therapeuten. Die Angebote sind vielfältig. Und sie müssen es auch sein, um unsere einzigartige Persönlichkeit, mit dem entsprechenden Alter und Geschlecht in ihrer dadurch ureigensten Situation zu erreichen. Meiner Auffassung nach, ist jede Erfahrung, die uns stärker mit der Seele verbindet, ein Schritt in Richtung Heilung. Es geht darum, sich selbst besser kennenzulernen und anzunehmen. Dafür müssen wir uns auf eine Reise begeben und die beginnt immer mit dem ersten Schritt. Für diesen Schritt braucht es Mut, Hoffnung, oftmals Selbstüberwindung und bestenfalls Vertrauen. Gerade letzteres scheint bei vielen Menschen, die ich begleiten durfte, verloren gegangen zu sein. Doch es ist möglich, es sich zurückzuholen. Und zwar in dem Moment, in dem wir uns entscheiden, weiterzugehen. Auch, wenn der Pfad schmal erscheint.
Ärzte und Therapeuten können helfen, einen liebevolleren Blick auf sich selbst und neue Zuversicht zu bekommen. Ich finde während einer Begleitung besonders wichtig, zu beobachten, ob sich etwas verändert. Denn: Leben ist Veränderung. Unsere Lebenskrisen und Phasen der Krankheit zeichnen sich oft durch Niedergeschlagenheit, Erschöpfung und innere Erstarrung aus. Der Weg zurück ins Leben braucht hingegen Mut zur Veränderung, neue Sichtweisen und ganz besonders Zuversicht. Diese Zutaten können uns wieder ein Lächeln auf die Lippen zaubern. Es ist nicht immer leicht, die für sich richtige Therapieform oder den richtigen Arzt zu finden.

Doch wir können lernen,
unserer Intuition zu vertrauen.

62. Ein gutes Gespräch

Ich bekomme manchmal Jahre nach einem ambulanten Termin die Rückmeldung, wie sehr jemandem eine einzige Begegnung geholfen hat. Eine gute Freundin meinte: „Andree, du weißt gar nicht, wie oft ich dich zitiere“. Das freut mich natürlich. Gutes Zuhören oder die richtigen Worte zur rechten Zeit können so viel bewirken. Wir sollten uns Zeit dafür nehmen.

Ein Mann, der die andauernden Streitigkeiten mit seiner Frau nicht länger ertragen konnte, bat einen Meister um Rat: „Kaum macht einer von uns den Mund auf, unterbricht ihn der andere schon. Ein Wort, dann haben wir gleich wieder Streit miteinander, und jeder von uns ist mürrisch und schlecht gelaunt“, sagte der Mann. „Dabei lieben wir uns doch, aber so kann es nicht weitergehen. Ich weiß einfach nicht mehr, was ich machen soll.“
„Du musst lernen, deiner Frau zuzuhören“, sagte der Meister. „Und wenn du sicher bist, dass du diese Regel beherrscht, dann komm wieder zu mir.“ Nach drei Monaten sprach der Mann wieder beim Meister vor und erklärte, er habe jetzt gelernt, auf jedes Wort, das seine Frau sagt zu hören.
„Gut“ sagte der Meister mit einem Lächeln. „Wenn du in einer glücklichen Ehe leben willst, musst du jetzt noch lernen, auf jedes Wort zu hören, das sie nicht sagt.“

Herbert Lechleitner

63. Sich entscheiden

Maria Housden beschreibt in „Hannahs Geschenk“ ihre Erfahrungen als Mutter der kleinen Hannah, die im Alter von drei Jahren eine Tumor-Operation über sich ergehen lassen muss. Der behandelnde Arzt Dr. Markoff gibt ihr den Rat: „Treffen Sie die zum jeweiligen Zeitpunkt bestmögliche Entscheidung.“ Ich kann nur erahnen, welche Bedeutung dieser Satz während einer aufwühlenden Krebsbehandlung bekommen hat. Trotz größter Schwierigkeiten, trotz Erkrankungen, trotz Krisen und innerer Verzweiflung – wir müssen uns entscheiden! Es ist absolut entscheidend, sich zu entscheiden! Wir meistern keine Herausforderung, wenn wir uns nicht entscheiden. Und es ist ganz einfach: Wir sagen entweder „Ja“ oder eben „Nein“. Eventuell bietet noch das „Ja, aber nicht jetzt“ eine praktikable Alternative. Nicht mehr, aber ganz besonders nicht weniger!

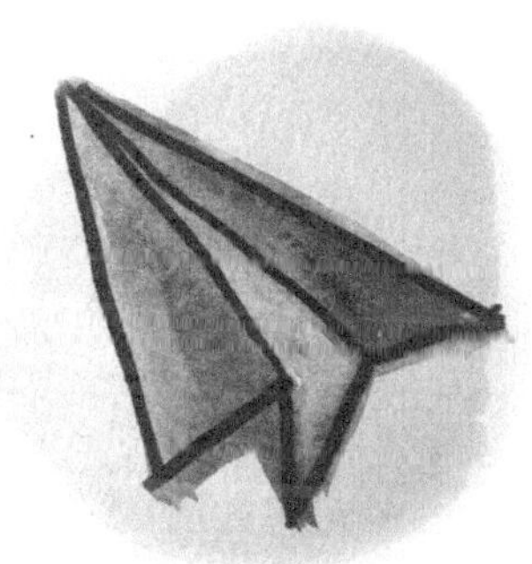

Erst, wenn wir uns entscheiden, bekommen wir neue Kraft. Wenn wir uns nicht entscheiden, bleiben wir in einem vagen und kraftlosen Zustand. Dann gleichen wir einem Cowboy, der breitbeinig und cool am Tresen steht. Tipp ihn an und er fällt um! Manche Menschen brauchen ein wenig Übung beim Nein-Sagen. Es ist okay, die vier Buchstaben ab und zu laut auszusprechen. Das kann einem bei einem unerwünschten Heiratsantrag das Leben retten. Ich hatte einen Seminarteilnehmer, der mir erklärte, dass sein Traum wäre, jetzt gerade in Kanada zu sein. Aber sein Körper war offensichtlich hier! Körper und Geist waren nicht eins. Da kann keine Kraft sein.

Erst das Ticket nach Kanada hätte ihm Flügel verliehen.

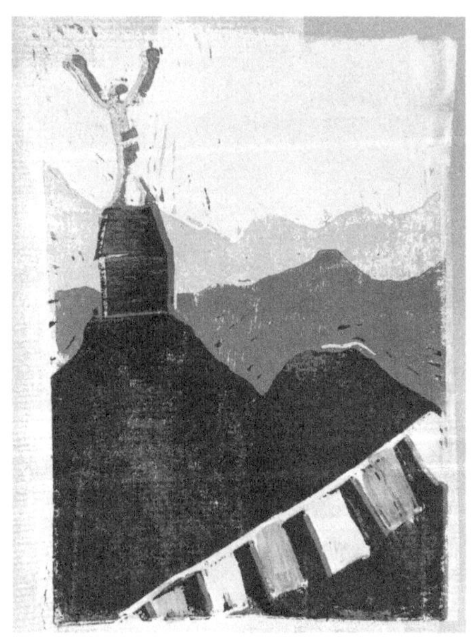

64. Ambulant vor stationär

Es ist das Motto in der Altenpflege. Und es leuchtet ein. ‚Je mehr Selbständigkeit, Eigenverantwortung und Freiheit ein Mensch bei der Alltagsgestaltung hat, umso größer wird die Zufriedenheit mit seinem Leben sein. Den persönlichen Alltag zu meistern, bleibt über den gesamten Lebenslauf eine wichtige Aufgabe. In vielen Krisen wirkt die Berufstätigkeit stabilisierend, sie gibt Struktur und Sinn im Alltag. Diese direkten Alltagserfahrungen mit den sofortigen Rückmeldungen sind in einem Klinik-Setting nur bedingt möglich. Die stationäre Behandlung bleibt oft eine besondere Zeit, in einer einzigartigen sozialen Struktur. Wie und ob der Transfer in den Alltag gelingt, steht auf einem anderen Blatt. In meinem Leben waren es oft kleine Schritte, die mich vorwärtsgebracht haben. Meine Seele musste auch mitkommen. Das ist auch während einer ambulanten Behandlung möglich. Andererseits kann es sehr wohltuend und manchmal nötig sein, ganz raus aus seinem Alltag zu kommen und an einem völlig neuen Ort Kraft zu tanken. Es bleibt eine Abwägung, was sich in welcher Lebenssituation stimmiger anfühlt.

Es heißt ja nur: ambulant vor stationär.

65. In guten Händen

Jaqueline C. Lair reiste mit über fünfzig verschiedenen Medikamenten aus den USA an. Sie litt unter starkem Übergewicht, Schmerzen im Brustkorb und Taubheitsgefühlen im Bein. Ihre Ehe funktionierte nicht mehr, sie hatte Alkoholprobleme und ihre Enkel brachten sie an den Rand der völligen Erschöpfung. Das ist grob beschrieben ihre Lebenssituation, als sie in einer weniger bekannten Schwarzwaldklinik ankommt. In „Von mir aus nennt es Wahnsinn" beschreiben sie und Dr. Walther H. Lechler ein ausführliches Protokoll ihrer Heilung. Während einer besonderen Form der Körpertherapie findet sie den Mut, einen echten Neustart zu wagen.

Es gibt gute Kliniken mit Menschen, die dort alles geben. In bestimmten Zeiten brauchen wir intensive psychologische oder medizinische Betreuung. Und wir können „Gleichgesinnte" treffen. Menschen, die ähnliche Schicksalsschläge erlebt haben und uns in den Arm nehmen können. Ich erlebe immer wieder, wie wichtig die Erfahrung ist, nicht allein zu sein. In Therapiesitzungen haben mir Menschen von dem Gefühl berichtet, eine einzigartige, „schwierige" Störung zu besitzen, die kein Mensch wirklich verstehen, geschweige denn heilen kann. Es ist ein Trick unseres Egos, das sich in seiner Besonderheit sonnt und den Status Quo erhalten möchte. Es gibt Menschen, die uns weiterhelfen können. Für eine gewisse Zeit vielleicht auch in einer Klinik, in der wir intensiv begleitet werden.

„Jedwede Kreatur hat einen Urtrieb nach liebender Umarmung."

Hildegard von Bingen

66. Den besten Therapeuten finden

Jeden Morgen, kurz nach dem Aufstehen, hält uns das Leben die Silberschale mit all den Dingen hin, die uns tagsüber begegnen. Die Kunst besteht im Annehmen, besonders auch der Widrigkeiten. Sie machen uns stark, wenn wir Ja dazu sagen können. Auch, wenn wir in die Natur schauen, Kinder beobachten oder uns von einem Sonnenuntergang verzaubern lassen, können wir Ja sagen und vom Leben lernen. Da finden wir echte, wahrhaftige Lebendigkeit, an der wir teilhaben dürfen. Oder wir schaffen es, uns in uns selbst zu versenken. Auch dort können wir Urkräfte entdecken. Ohne unsere einmalige Sicht würde etwas Entscheidendes fehlen. Du suchst den besten Therapeuten?

„Manchmal ist das Leben der beste Therapeut."

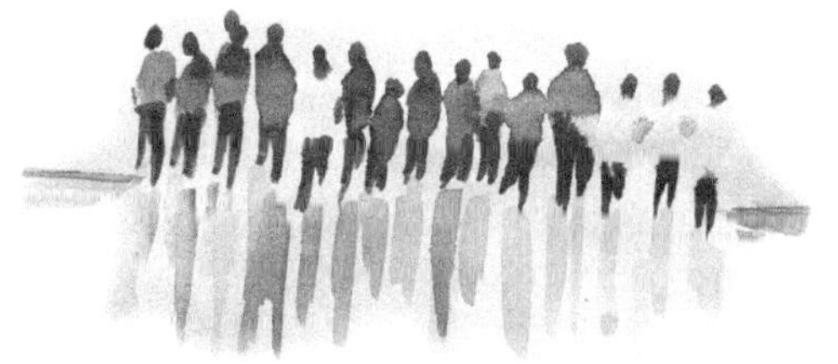

67. Unser Körper

Die menschliche Wahrnehmung wird in der Medizin, der Kunst, der gesamten Kultur und dadurch auch in den sozialen Medien stark auf den Körper und körperliche Prozesse gerichtet. Das Geistig-Seelische verfügt nicht über dieselbe Lobby und Sichtbarkeit. Wenn man jedoch Heilung verstehen will, ist es unerlässlich zu wissen, dass unsere Essenz nicht der Körper ist, den wir im Spiegel sehen. Er ist ein vorübergehender Aufenthaltsort, vergleichbar einer Ferienwohnung (und in einer aufgeräumten Wohnung lässt es sich besser Urlaub machen). Wenn sich die Identifikation mit unserem Körper lockert, geht eine Tür auf, durch die wir einen großen Schritt in Richtung unserer Seele gehen. Das kann uns heilen. Gleichwohl leben wir ein ganzes Leben in dieser Wohnung. Deshalb nutze ich gern dieses Bild: Stell dir vor, du hast ein Pferd bekommen. Nun musst du es erst einmal kennenlernen. Was frisst es? Wieviel Bewegung braucht es? Wieviel Zuneigung und Streicheleinheiten braucht dein Pferd? Jedes Pferd, jeder Körper ist anders. Dirk Nowitzki brauchte für seine Karriere andere Voraussetzungen als Luciano Pavarotti. Jede Seele braucht individuelle Möglichkeiten, um sich auszudrücken und um ihre Erfahrung auf der Erde zu machen. Unser Körper ist das heilige Gefäß der Seele und doch nicht das, was wir wirklich sind. Trotzdem ist es wichtig, ihn in Bezug auf seine Vorlieben, Wartungsintervalle und Pflegeprogramme ernst zu nehmen!

Was braucht dein Pferd?

68. Schmerzen erleiden

Sowohl körperlicher als auch seelischer Schmerz kann sehr tief sitzen. Er ist kaum auszuhalten. Es ist menschlich, ihn nicht spüren zu wollen. Und es kann sein, dass es Momente gab, in denen es überlebenswichtig war, ihn nicht zu spüren. Ich war nach meiner Geburt von meiner Mutter, die notfallmedizinisch versorgt werden musste, getrennt. Ich habe als Neugeborener Bewegungen gemacht, die ich bei hospitalisierten Tieren im Zoo gesehen habe. Meine Einsamkeits- und Verlassenheitsgefühle sind schwer in Worte zu fassen. Ein biologisches Programm wurde gestört und mich hat diese Erfahrung zutiefst geprägt. Ich kann darüber jetzt so schreiben, da ich diese Erfahrungen in einer Körpertherapie nachempfinden durfte. Für mich war es sehr befreiend, diesen Schmerz noch einmal zu erleben. Ich bin dadurch innerlich klarer geworden und muss nicht so viel Energie in die Verdrängung stecken. Louise Hay schreibt im Alter von 90 Jahren:

„Die Wahrheit ist, dass wir alle ständig nach Heilung für die Verletzungen suchen, die wir erlitten haben. Unser Fortschritt ist nicht immer sichtbar, und die Dinge verlaufen oft alles andere als reibungslos, aber die Liebe wird stets alles, was ihr nicht entspricht, auf unsere Türschwelle legen, damit wir es anschauen und heilen."

69. Gute Worte finden

Mich haben bisher immer „Gute Worte“ begleitet. Wenn es mir als Lehrer schlecht ging, habe ich innerlich mantraartig wiederholt: „Du bist gut, du hast Zeit, du schaffst das!“ Da ging es um Krisenbewältigung. Es war nicht die große Nummer, hat mir aber in einigen schweren Stunden geholfen. Es gibt andere Wörter, die energetisch sehr heilsam sind. Dazu zählen z.B. „Dankbarkeit“, „Freude“, „Mut“ oder „Vergebung“. Während einer hypnotischen Trance, in der der Klient besonders offen für ein gutes Wort ist, spreche ich manchmal mit einigem Abstand nur einzelne Wörter: „Geduld“, „Kraft“, „Freude“. Ich habe ein tiefes Vertrauen, dass sich der Klient nimmt, was er braucht. Da wir alle bewusst oder unbewusst auf Glaubenssätze zurückgreifen, wäre es gut, wenn auch diese „gute Formulierungen“ beinhalten. Es gibt wunderbare Zitate, Gedichte, Liedtexte oder Worte aus Liebesbriefen. Und auch in weniger bekannten Versen können tiefe Weisheiten verborgen sein. Mich fasziniert dieser:

„Werdet Vorübergehende!"

Thomasevangelium (42)

70. Ein Gärungsprozess

Die Probleme, die wir mit unseren Gefühlen haben, ergeben sich einzig und allein aus deren Verdrängung. Vielleicht durften wir als Kinder nicht fühlen. Eventuell dachten wir, es passe nicht in unsere Kultur. Oder sie waren zu heftig, wir hatten Angst, sie nicht auszuhalten. Die Wahrheit ist, dass unterdrückte Gefühle uns innerlich kaputt und krank machen. Es kostet viel Energie, den „Deckel drauf zu halten" und das raubt die Lebensfreude. Einen Teil sehr tief sitzender Emotionen konnte ich erst erleben, als mich jemand in einer körpertherapeutischen Sitzung gehalten hat. Dieses sichere Setting hat mir geholfen auch ganz tiefe Schichten in mir auszudrücken. Es war ein echter Gärungsprozess. Für manche Gefühle habe ich Jahrzehnte gebraucht, um sie endlich „rauszuschaffen". Heute bin ich stolz, mich meinem Innenleben gestellt zu haben. Ich bin nicht gestorben, auch wenn es Zeiten und Erfahrungen gab, die sich wahrlich nicht gut angefühlt haben. Wir verfügen über ein automatisches Sicherungssystem, welches nur das zulässt, was wir auch aushalten können. Wir dürfen unsere Gefühle kundtun, um eine nicht geahnte innere Freiheit zu erlangen. Es gibt kein Gefühl, dass im Inneren stecken bleiben muss.

Dan Casriel drückt es in seinem Lehrbuch Klassiker der Bonding-Psychotherapie etwas drastischer aus:

„Hör auf, die Pferdescheiße zu analysieren, reite das Pony! Du kannst deine gesamte Zeit damit verbringen, die Pferdescheiße zu sammeln, aufzuhäufen, zusammenzupacken, in Scheiben zu schneiden, zu erhitzen, einzufrieren, zu mikroskopieren, zu analysieren, und immer wieder wird dabei herauskommen: Das ist Pferdescheiße. Man lernt nicht, ein Pony zu reiten, wenn man sich mit Pferdescheiße beschäftigt. Beginne nie mit Hühnerscheiße, wenn du eine neue Hühnersuppe kochen willst. Verschwende nicht deine Zeit und Energie, dich zu lange mit deinen früheren traumatischen Beziehungserfahrungen zu beschäftigen. Drücke die historischen Gefühle aus, dies wird dir helfen, dich besser zu fühlen. Verschwende aber nicht deine Energie, um immer wieder in die alten Geschichten hinzuregridieren. Nutze deine Zeit und Energie, an dir zu arbeiten, damit du dich wohler fühlen und mehr Spaß und Vergnügen haben kannst."

HEILUNG
durch das besondere Etwas

Darf's ein wenig mehr sein? Etwas außergewöhnlich gar? Eine Verklärung auf einem Berg, Hinweise eines Mediums oder ein tiefgreifendes Gebet? Wir sagen manchmal: „Himmel und Erde hätten sich berührt". Mir ging es so bei der Geburt unserer Kinder, der Beerdigung meines Vaters und der Umarmung mit meinem Heiler Patric. Da war etwas, das bedeutend größer war als ich. Etwas, das meine Vorstellungskraft weit überstieg und schwer in Worte zu fassen ist. Und etwas, was mich auch jetzt, wo ich darüber schreibe, mit großer Ehrfurcht erfüllt. Dieses größere Etwas, wurde mir in diesen besonderen Momenten bewusst. In Wirklichkeit ist es immer da. Die Materie würde ohne den Geist nicht existieren. Deshalb tragen viele der Heilimpulse in diesem Kapitel auch die Kraft der Natur in sich. Und immer, wenn wir uns an die Verbindung zwischen „dem da oben" und „dem da unten" erinnern, kann Heilung geschehen.

71. Gute Wurzeln

Nur ein gut verwurzelter Baum steht sicher. In dem nicht sichtbaren Bereich unter der Erde geschieht das für die Gesundheit und das Wachstum des Baumes Wesentliche. Dort werden Wasser und Nährstoffe aufgenommen und nur durch die weitverzweigten Verbindungen unter der Erde, kann der Baum schließlich hoch hinaus. Besonders für geistig interessierte Menschen ist es wichtig, den Bodenkontakt nicht zu verlieren. Dazu ist es hilfreich, sich seiner Wurzeln bewusst zu sein, z.B. den Eltern und Geschwistern, prägenden Erfahrungen, Vorbildern, Orten, Büchern oder auch der Kultur und der Zeit, in der man aufgewachsen ist. Ich nutze gern die bildhafte Vorstellung, Wurzeln aus den Füßen wachsen zu lassen und dabei den Bodenkontakt intensiv zu spüren. Das alles kann helfen, sich auf der Erde mit ihren Stürmen sicher zu fühlen. Meine Erdung hat sich erst im fortgeschrittenen Alter und besonders durch meine Aufrichtung (Nr. 92) deutlich gebessert. Elisabeth Kübler-Ross, die berühmte Sterbeforscherin sagt:

*„Es sind die Windstürme,
die unserem Leben die Wurzeln geben."*

72. Wasser ist Leben

Wir suchen auf anderen Planeten nach Wasser, weil wir wissen: Wo Wasser ist, da ist auch Leben. Masaru Emoto hat uns „die Botschaft des Wassers" nähergebracht. Der große Pionier der Wasserforschung hat mit beeindruckenden Wasserkristallfotografien gezeigt, wie Wasser Informationen speichern kann. Er hat damit ein faszinierendes Tor in die Welt des Wassers eröffnet. Die Struktur des Wassers ändert sich, wenn man es segnet. Auch Gebete oder ein gemeinsam gesprochenes Hoʻoponopono (Nr. 107) verändern sichtbar die Wasserkristalle. Um nicht innerlich zu vertrocknen, sollten wir viel trinken. Dafür können wir gutes Wasser, am besten in tiefer Dankbarkeit, zu uns nehmen. In meiner Praxis steht der Wasserkrug auf einem uralten Symbol für Himmel und Erde, dem sogenannten „Shri Chakra Yantra".

„Wir sind Wasser, wissen jedoch nicht viel über das Wasser. Das bedeutet, dass wir uns selbst auch nicht verstehen. Könnten wir das Wasser besser begreifen, würden wir uns selbst besser erkennen – woher wir kommen und wohin wir gehen. Deshalb müssen wir das Wasser studieren." Masaru Emoto

73. Hand aufs Herz

Ich schaue immer gern zu, wenn Sportler bei der Hymne ihre Hand auf das Herz legen. Für mich ist das eine Geste mit großer Symbolkraft. Auch wenn uns etwas sehr nahe geht, bei einem Versprechen oder einer Begrüßung zeigt eine Hand auf dem Herzen die Besonderheit des Momentes. Ich lade Menschen in Einzelsitzungen gern ein, die Hand auf ihr Herz zu legen. Da ist unsere Mitte, unsere höhere Intelligenz, aber auch die Narben und die Schmerzen, die wir vielleicht in unserem Leben erlitten haben. Und jetzt mal ehrlich, „Hand aufs Herz", wir kennen unsere Schattenseiten. Aber wir wissen auch, was wir brauchen. Vielleicht ist da eine gewisse Angst vor unserer eigenen Größe, aber wir wissen trotzdem, was zu tun ist. Durch unsere Hand leiten wir den Fokus unserer Wahrnehmung stärker in Richtung unseres heiligen Herzens, dem Sitz unserer Seele. Dort können wir alles finden, was wir jemals brauchen. Antworten auf Fragen, Führung und die Kraft für Entscheidungen, Vergebung und bedingungslose Liebe. Das alles ist in uns! Glaube mir kein Wort, prüfe es!

„Finde die Wahrheit, die durch deine Gedanken und Gefühle hindurchschimmert; die Wahrheit deines Herzens."

Safi Nidiaye

74. Nur ein Augen-Blick

Was ist dran, an dem Spiegel der Seele? Nein, was ist drin im Spiegel der Seele? Als ich noch Pflegeschüler unterrichtete, habe ich sie gebeten, sich in Zweiergruppen eine Minute schweigend in die Augen zu schauen. Das fällt nicht leicht. Es entsteht eine intime Situation, viele fühlen sich seelisch nackt. Und es ist menschlich, einen gewissen Schutz zu brauchen, in der Regel zeigen wir uns ja auch körperlich nicht jedem gleich nackt. Es ist sogar passiert, dass Teilnehmer in Tränen ausgebrochen sind, innerhalb einer Minute! Über unsere Augen können sich Seelen berühren! Also, was ist drin im Spiegel? Wir können uns selbst und andere über den Augenkontakt besser kennenlernen. Dabei können wir oberflächlich auf das Aussehen oder die Attraktivität achten. Oder aber auch dahinter schauen, tiefer, können einen kurzen Blick in die Seele unseres Gegenübers werfen.

Ein Augen-Blick kann uns heilen.

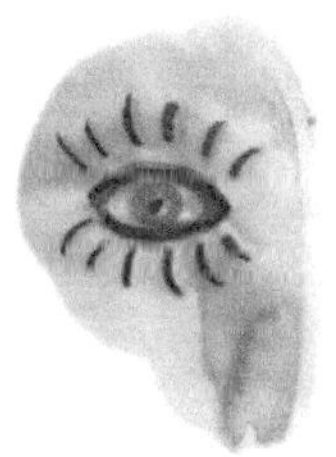

75. Einen Berg besteigen

Ich sehe mein Leben als eine Bergbesteigung. Losgegangen bin ich mit der vagen Hoffnung , dass „da oben" eine schöne, klare Aussicht wartet. Dann habe ich manchmal gar nichts gesehen, war im Nebel. Es gab Tage, an denen wusste ich nicht mehr, wo mein Pfad war. Zum Glück erreichte ich hin und wieder eine Bergstation, traf andere Wanderer und fand wieder Mut, weiterzugehen.

Meine Motivation war immer, den Gipfel mit seiner einzigartigen Aussicht zu erklimmen. Und das geht nur, wenn ich selbst hochsteige. Wer die Gondel nimmt, lernt die Bergsteigerlektionen nicht. Jeder Berg hat so seine Tücken. Diese Herausforderungen zu meistern, macht uns zu Helden. Wir neigen allerdings dazu, die Gefahren, die Rückschläge und unsere Angst, den Aufstieg nicht zu meistern, in den Vordergrund der Aufmerksamkeit zu rücken. Sollte nicht der einzige Gedanke unsere Ankunft und die Belohnung am Gipfelkreuz sein?

Bergeshöhen sind seit jeher Sinnbilder größter Anstrengungen und Gefahren, aber auch heldenhafter Aufstiege. Und wir können dort verwandelt werden. Der Abstand zu den Niederungen der Alltagstäler macht uns frei und bereit für ein neues Fühlen und Denken, welches uns eine bessere oder sogar wunderbare Aussicht auf das Leben schenkt. In Hypnosesitzungen begleite ich meine Klienten auf einen Berg. Zumeist geschieht etwas Schönes. Und nicht selten rollen dort oben Tränen der Freude und Erleichterung. Es ist wichtig, dass wir unser Ziel im Blick behalten.

Der Berg ruft!

76. In die Sonne schauen

„Die güldne Sonne, voll Freud und Wonne" heißt es in einem alten Volkslied. Wir fliegen auch im Winter „zu ihr" und sie kann uns über eine Entfernung von ungefähr 150 Millionen Kilometern die Haut verbrennen. Ihr Licht und ihre Wärme ermöglichen das Leben auf der Erde. Scheinbar geht sie jeden Morgen auf, in Wirklichkeit kreisen wir ständig um sie. Die Sonne ist der Dreh- und Angelpunkt unseres Sonnensystems. Die Heliopathie beschäftigt sich mit der Heilung durch Licht und wir nutzen Lichttherapiegeräte. Meister aller Zeiten haben in die Sonne geschaut. Ein Yogi sitzt auf einem Berg und sieht dem Sonnenuntergang zu. Ein Schamane ruft die Kraft der Sonne an. Mystiker beschreiben die Bedeutung des Lichts. Und Wissenschaftler können heute zeigen, wie Biophotonen die Schwingungen in Zellen verändern.
In der Zeit, in der ich ausgebrannt war, fühlte es sich so an, als wäre mein inneres Feuer erloschen. Heute kann ich meine Lebendigkeit wieder spüren, „brenne" für meine Ziele. Bereits eine einzige Kerze kann die Dunkelheit vertreiben und mir das Lichtvolle in meinem Leben ins Gedächtnis rufen.

*„Die Sonne lehrt alle Lebewesen die Sehnsucht nach dem Licht.
Doch es ist die Nacht, die uns alle zu den Sternen erhebt." Kahlil Gibran*

77. Medial gesehen

Es gibt Menschen, die ihre Hellsichtigkeit mehr trainiert haben als andere. Sie sind in engem Kontakt zu „Feen, Elfen und Engeln“. Als Medium können Sie Informationen aus dem Bereich „hinter dem Schleier“ zur Verfügung stellen. Ich bin zutiefst dankbar für die Erklärungen, Hinweise und Ermutigungen, die ich über diesen Kanal bekomme. Es gibt eine Vielzahl von Literatur aus der geistigen Welt. Menschen lassen sich als Medium ausbilden. Alles ist möglich, Heilung ist möglich. Auch, wenn sie aus einem ungewohnten Kanal kommt.

Stell dir vor, du hättest im Mittelalter einem Ritter ein Smartphone erklärt.

78. Hände halten

Waschen, Instagram, Kunstwerke erschaffen, was machen wir alles mit unseren Händen? Eric Clapton macht „Slow Hand“ und mancher Händedruck besiegelt Millionenverträge. Doch was haben Hände mit Heilung zu tun? Ein Osteopath hält den Körper ganz sanft, der Chiropraktiker drückt etwas fester zu. Es gibt viele Herangehensweisen.

Manchmal frage ich meine Klienten in einer Sitzung, ob es okay ist, wenn ich meine Hand an ihren Kopf, ihre Schultern oder auch an ihre Füße lege. Das mache ich intuitiv im jeweiligen Moment. Das „Hände auflegen“, „Streichungen“ oder der sogenannte Magnetismus sind aus der Geschichte bekannt. Was passiert da? Wenn der oder die Geliebte unsere Hand ergreift, können wir gut beobachten, wie unser Körper reagiert. Diese körperliche Ebene ist die für uns am leichtesten nachvollziehbare. Wir sind aber auch Geist und Seele und berühren uns auch darüber. Es passiert ständig, wir sind uns dessen nur oft nicht bewusst. Kliniken, in denen mit Handauflegen gearbeitet wird, haben schnellere Heilerfolge. Ich empfehle manchen Klienten, sich von ihrem Partner die Hände auflegen zu lassen. Wir können mit unseren Händen heilen.

„Es muss nur aus der richtigen Haltung geschehen.“

79. Beten

In „ Verlorene Geheimnisse des Betens“ beschreibt Gregg Braden seine Beobachtung eines Ureinwohners in New Mexico, der „Regen betet“. Beim Lesen dieses Abschnittes ist es mir wie Schuppen von den Augen gefallen. Beten hat dadurch für mich eine völlig neue Bedeutung und Kraft bekommen. Hier einige Textausschnitte:

„Heute werde ich einen alten Weg beschreiten, der zu anderen Welten führt. Von diesen Welten aus werde ich das tun, wozu wir hierher gekommen sind. Heute beten wir Regen.“ [..]
Ich beobachtete genau, wie David seine Schuhe auszog, seine nackten Füße vorsichtig in den Kreis stellte und zunächst die vier Himmelsrichtungen und all seine Vorfahren ehrte. Langsam faltete er seine Hände in einer betenden Geste vor seinem Gesicht, schloss die Augen und verharrte völlig regungslos. Trotz der Mittagshitze in der Wüste verlangsamte sich sein Atem und war kaum noch wahrnehmbar. [..]
„Wenn wir darum bitten, dass etwas geschehen soll, geben wir den Dingen Macht, an denen es uns mangelt. Gebete für die Heilung stärken die Krankheit, Gebete für den Regen die Dürre. Indem wir ständig um das bitten, was wir haben möchten, geben wir ausschließlich den Dingen, die wir ursprünglich ändern wollten, mehr Macht.“ [..]
Ich sah David an und fragte: „Wenn du nicht für Regen gebetet hast, was hast du dann getan?“

Den Regen fühlen

„Das ist ganz einfach", antwortete er. „Ich begann zu fühlen, wie sich Regen anfühlt. Ich habe das Gefühl von Regen auf meinem Körper wahrgenommen und wie es sich anfühlt, mit nackten Füßen im Schlamm unseres Dorfplatzes zu stehen, weil es so stark geregnet hat. Ich sog den Geruch von Regen auf den irdenen Hauswänden unseres Dorfes ein und erlebte das Gefühl, durch Felder zu gehen, wo mir der Mais aufgrund des vielen Regens bis zur Brust reichte."

80. Segnen

Anselm Grün schreibt in „Segen – die heilende Kraft“: Wir wünschen dem anderen im Segen alles Gute, auf dass er der einmalige Mensch wird, der er von Gott her ist. Ich mag es auch Orte zu segnen, einen See, einen Wald, einen Garten. Wir können alles segnen und uns damit als Kanäle für unsichtbare, heilbringende Kräfte zu Verfügung stellen. Wir Menschen haben in der Natur eine besondere Stellung. Wenn wir dies richtig begreifen, wird uns auch die große Macht klar, über die wir verfügen. Ein Segen ist etwas Wunderbares. Als Segnender habe ich Teil an dieser lebensbejahenden und transformierenden Kraft. Und natürlich können wir uns auch selbst segnen. „Segne dich selbst“ schreibt Joseph Beuys in seinem berühmten Text „Jeder Mensch ist ein Künstler“ und auch Gregg Braden lädt dazu ein:

„Durch den Akt des Segnens erhältst du die Macht, die tiefsten Verletzungen deines Lebens und deiner unerlösten Gefühle zu heilen.“ Gregg Braden

HEILUNG
durch: „Hey, was geht?"

Es ist der entscheidende Punkt: Ins Tun zu kommen. Ich habe mich in meinem Leben davor gedrückt. Mit Ängsten, Zweifeln oder irgendwelchen Ausreden habe ich mich selbst daran gehindert ins Tun zu kommen. Doch wir müssen weitergehen, um Erfahrungen zu machen und zur Not auch scheitern, um die Frage zu beantworten: „Hey, was geht?" Pläne zu machen ist noch kein Tun. Von den schönsten Dingen zu träumen, ist noch kein Tun. Nach der Liebe des Lebens zu schmachten, ist kein Tun. Bäume müssen gepflanzt, Kinder gezeugt und Bücher geschrieben werden.

81. Einen Arzt aufsuchen

Ich habe es bei mir selbst und meinen Klienten erlebt, dass der Pfad, den es zu gehen gilt, nicht gut zu erkennen war. Sorgen und Zweifel, gut gemeinte Ratschläge oder auch mangelndes Selbstvertrauen vernebeln gern den Blick. Und im Inneren fühlte es sich manchmal an, als wäre man Träger eines gordischen Knotens. Es ist nicht immer einfach, die Menschen zu finden, die einem wirklich weiterhelfen können. Doch was bringt (ver-) zweifeln? Ich bin mir heute sicher, dass es kein sogenanntes Problem gibt, welches nicht gelöst werden kann. Entscheidend ist, dass wir durchhalten und unseren Glauben nicht verlieren, obwohl es manchmal so ist, wie in Erich Kästners „Tagebuch eines Herzkranken“. Dort heißen die letzten Zeilen: „Was nun der zehnte Doktor spricht, das kann ich leider nicht sagen, denn bei dem zehnten, da war ich noch nicht. Ich werde ihn nächstens fragen. Neun Diagnosen sind vielleicht schlecht, aber die zehnte hat sicher recht. Na ja.“

„Jede Krankheit ist heilbar – aber nicht jeder Patient.“

Hildegard von Bingen

82. Einen Heiler finden

Ich war mehrfach bei Mother Meera, Siegmund hat mich aufgerichtet und mit Patric habe ich mich umarmt, wie noch mit keinem Menschen zuvor. Anderen großen Heilern bin ich in Büchern begegnet: Neale Donald Walsh, Paul William Young, Glenda Green oder Anita Moorjani, um nur einige zu nennen. Alle haben Dinge gesagt, gemacht oder geschrieben, die für mich in meiner jeweiligen Lebenssituation wichtig und heilsam waren. Ich hatte Fragen und habe Antworten bekommen. Richtig verstanden habe ich manches erst viel später. Getreu dem Motto: Wir leben vorwärts und verstehen rückwärts. Rückblickend jedenfalls sehe ich auf meinem Weg eine sehr klare Führung. Mir war das keinesfalls immer bewusst, dass es da eine ganz leise Stimme in meinem Inneren gibt, ein Navi, das mir den Weg zeigt. Manchmal auch gegen meinen Willen. In meiner Spur zu bleiben, hat mich Geld, Anstrengung und Nerven gekostet. Doch es hat sich gelohnt. Rückblickend kann ich das heute besser verstehen.

„Ihr müsst zuerst euer Selbst als würdig ansehen, bevor ihr einen anderen als würdig ansehen könnt. Ihr müßt zuerst euer Selbst als gesegnet ansehen, bevor ihr einen anderen als gesegnet ansehen könnt. Ihr müßt zuerst euer Selbst als heilig erkennen, bevor ihr die Heiligkeit im anderen erkennen könnt."

aus Neale Donald Walsh "Gespräche mit Gott" Bd. 1

83. Lesen

In den letzten dreißig Jahren habe ich sehr viel aus Büchern gelernt, ich habe Erklärungen bekommen. Auch während einer Behandlung ist mir wichtig, dass Dinge klar sind. Was ich verstanden habe, was geklärt ist, was durch ist, ist kein Thema mehr. Es ist, wie beim Laufenlernen, einmal gewusst wie, brauche ich nicht mehr ans Stolpern zu denken – es passiert ganz automatisch. Ehrlicherweise muss ich zugeben, dass ich das immer wieder vergesse. Dann versuche ich, mich wieder an das Wahre, Gute und Schöne zu erinnern.

Worte beinhalten eine besondere Kraft. Manche Sätze berühren mich in meinem tiefsten Inneren und heilen mich. Ein Schöpfungsprozess bildet immer einen „Dreiklang": Zuerst einen Gedanken, dann das Wort – den geteilten Gedanken und schließlich seine Umsetzung in der materiellen Welt.

Bücher sind Vorreiter. Sie klären auf, weisen den Weg, werden zu geteilten Gedanken und schließlich zur gelebten Wirklichkeit.

84. Schreiben

Isabell Allende verarbeitet in ihrem Roman „Paula" den frühen Tod ihrer Tochter, der durch einen medizinischen Fehler verursacht worden war. Sie sagt selbst, dass sie nun keinen Groll mehr darüber in sich trägt. Schreiben kann heilen. Egal ob mit Hilfe eines Tage- oder Notizbuches, eines Romans oder den Memoiren. Ein geschriebenes Wort wiegt schwerer. Es hat manchmal hundertfach die Hirnwindungen umrundet, bevor es auf das Papier durfte. Hast du mal einen Liebesbrief geschrieben? Bis eine Formulierung in den heiligen Text aufgenommen wurde, hat manchmal eine Art Selbstkasteiung stattgefunden. Doch die war reinigend! Was auf dem Papier steht, braucht nicht mehr im Kopf hin- und hergewälzt zu werden. Das ist für mich das wichtigste Argument für eine Todo-Liste.

Eine weitere Möglichkeit ist, sich eine Zeitung mit dünnen Papier zu nehmen und alles Unsägliche, Verletzende, Traumatische, alle Sch.., die wir erlebt haben, mit einem Bleistift darauf zu schreiben. Es wird nachher kaum noch zu lesen sein und wir können es getrost wegwerfen. Während ich dieses Buch schreibe, heile ich.

In manchen Sätzen stecken Blut, Schweiß und Tränen.

85. Sich spüren

„Wir sind die einzigen Lebewesen, die zu wandelnden Toten werden können“ meint Mark Nepo in dem beeindruckenden Dokumentarfilm „The Power of the Heart“. Die Mystikerin Mechthild von Magdeburg schreibt: „Ein Fisch kann nicht im Wasser ertrinken, ein Vogel kann nicht vom Himmel fallen – jedes Lebewesen muss sein gottgegebenes Element finden.“ Für uns Menschen ist das jedoch nicht so einfach. Wenn wir allerdings mit unserem Herzen verbunden sind, können wir uns spüren. Dann sind wir in unserem Element und lebendig, egal wie es uns geht. Was brauchen unsere Seelen? Gerade jetzt, in diesem Moment? Wo gibt es in unserem Leben irgendeine Disbalance, einen gefühlten Mangel? Sind wir müde, erschöpft, ausgelaugt? Brauchen wir Erholung? Ein an Krebs erkrankter Arzt ist eine Woche in den Wald gegangen, um die Erde und die Bäume mit ihren Wurzeln zu spüren. Er hat buchstäblich mit den Händen im Dreck gegraben und dabei angefangen, sich wieder zu spüren. Es war der Beginn seiner Heilung.

Spürst du dich, jetzt gerade?

86. Im Garten wandeln

Stell dir vor, du gehst durch einen Garten, deinen Seelengarten. Es wächst und blüht und an manchen Stellen wuchert das Unkraut. Siehst du die wunderschönen Blumen und nimmst ihren Duft wahr? Magst du auf eine Anhöhe gehen und die Aussicht genießen? Oder möchtest du wie ein König wandeln, der froh und stolz die Arbeit seiner Gärtner in Augenschein nimmt? Ist dieser Garten ein Ort der Muße und Erholung für dich?

Willst du einen Seitenpfad gehen und dir ein schattiges Plätzchen für die Mittagshitze suchen? Findest du Beeren oder andere Früchte? Siehst du, wie schön es hier ist? Wen könntest du vielleicht treffen? Wer hat noch Zugang zu deinem Garten? Ist ein Tier an deiner Seite? Wo ist dein Lieblingsplatz, der Ort, an dem sich das Leben von seiner schönsten Seite zeigt? Und wo zeigst du dich von deiner schönsten Seite? Wohin ist dein Blick gerichtet? Gibt es in deinem Garten einen See, eine Quelle?

Was hörst du?

Der innere Garten als Meditation

87. Natürlich!

Die Natur ist ein großer Heiler! Was Bäume, Berge und Wiesen, die Sonne, ein Bach oder das Meer, eine Wüste und natürlich die frische Luft alles vermögen! Sie verwandeln das Blut in einen lebensspendenden Strom, der den Körper stärkt und heilen kann. Wir haben teil an der Natur und können uns wieder an unsere Natürlichkeit erinnern.

In hypnotherapeutischen Sitzungen schicke ich meine Klienten in einen kristallklaren Bergsee, um sich zu reinigen. Oftmals sind es auch Lichtungen, Bäume, Strände oder Gärten, die uns in der Realität oder allein durch die Vorstellung davon, wieder Ruhe finden lassen. Ich kenne kaum fröhlichere Musik als Vogelzwitschern, während das Schnurren unseres Katers bei mir eine sofortige Blutdrucksenkung bewirkt. Der Wind kann tatsächlich die Sorgen forttragen und ein Berg den Abstand zum Alltag verschaffen, den wir dringend benötigen. Und wenn ich ein Feuer in meinem Herzen fühle, bin ich heil! Wofür brennst du?

„Auch der Mensch hat ein natürliches Verlangen nach der Kreatur, zu der er in Liebe brennt, oft und gern sucht er die Natur auf." Hildegard von Bingen

88. Kurse besuchen

Ich habe aufgehört nachzurechnen, wieviel ich für Aus- und Weiterbildungskurse in meinem Leben ausgegeben habe. Es waren die besten Investitionen, die ich machen konnte. Wir geben tausende Euros für Autos, Reisen und Essen aus. Von anderen Sachen ganz zu schweigen. Doch was bin Ich mir wert? Es ist doch klar, dass in einer Schule für „schwer erziehbare Egos“ (wie mein Heiler Patric diesen Planeten gerne nennt) einige Seminare nötig sind, um wieder Frieden, Freude und innere Ruhe zu erleben. In Wirklichkeit ist alles bereits in uns. Die Kurse helfen nur ein wenig beim Erinnern. Bildung kommt von dem altdeutschen Begriff „Bildunga“, was man auch als „Skulptur freilegen“ verstehen kann. Der Künstler „haut“ alles weg, was nicht zum Kunstobjekt gehört. Schicht um Schicht wird freigelegt, bis der echte Kern erstrahlt.

Es ist schön, immer wieder Gleichgesinnte zu treffen. Das Leben bekommt einen neuen Push.

89. Ein Sabbatical

Ich kenne einige Menschen, die sich den Traum eines Sabbaticals erfüllt haben. Keiner war anschließend mürrisch oder enttäuscht, sondern eher dankbar, erfüllt und stolz. Es ist mutig, dem Alltag zu entfliehen und das „Heil in der Flucht" zu suchen. Gibt es irgendein Märchen, in dem Hans, Hänsel oder Gretel nur zu Hause hinter dem Ofen saßen? Die Erlösung, das Glück und die Verwandlung warten doch wohl eher auf einer Reise! Die Schätze, die es zu finden gilt, stehen nicht schön aneinandergereiht auf dem Dorfplatz und es reicht auch nicht, sich irgendwo bei der „Schatzausgabe" anzustellen. Wenn wir den inneren Drang verspüren, sollten wir gehen. Wir dürfen uns die Freiheit nehmen, unseren Schatz zu finden.

„Kaum sind wir heimisch einem Lebenskreise
Und traulich eingewohnt, so droht Erschlaffen,
Nur wer bereit zu Aufbruch ist und Reise,
Mag lähmender Gewöhnung sich entraffen."

aus: Hermann Hesse „Stufen"

90. Meine Hingabe

Wir alle haben unterschiedliche Fähigkeiten, Potentiale. Dinge, für die wir stehen und mit denen wir für andere da sein können. Und wir alle erleben Krisen und brauchen dann andere Menschen, die uns ermutigen weiterzugehen. Als Allererstes sind wir Menschen, das wird manchmal vergessen. Und Menschen brauchen Menschen. Das fängt bei der Zeugung an und hört nicht auf, wenn uns beim letzten Atemzug ein liebender Mensch die Hand hält. Im Dienen zeigt sich erst die wahre Größe. Wir müssen lernen, andere mit dem, was wir geben können, zu unterstützen. Ich habe lange gebraucht, um das zu verstehen.

Das größte Geschenk, das ich mir selbst machen kann, liegt in meiner Hingabe.

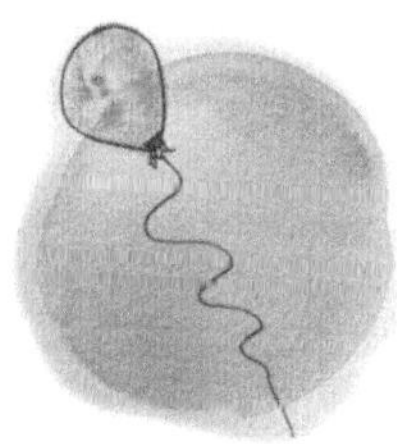

HEILUNG durch Seelenfrieden

Der Einfluss der Seele auf unser Leben ist uns oft nicht bewusst. Und doch ist sie die entscheidende Kraft, wenn es um echte Heilung geht. Wenn wir die Kraft für Veränderung, neue Einsichten oder auch Visionen entwickeln, sind höhere Kräfte im Spiel. Es ist spürbar, wenn sich etwas besser, gelöst oder einfach „rund“ anfühlt. Eine Phase des Leidens, der Suche oder auch der Hilflosigkeit geht zu Ende, stattdessen erleben wir Hoffnung, Zuversicht und Freude. Es kann ein Gipfelerlebnis sein. Ein Tag, an dem Champagner gerade gut genug ist. Wir haben unseren Seelenfrieden wiedergefunden. Die Seele selbst hat uns dahin geführt.

91. Gut aufgeräumt

Es ist immer wieder vorgekommen, dass ich innerlich feststeckte. Ich fühlte mich rat- und hilflos und wusste nicht, wie ich aus meinem seelischen Tief herauskommen sollte. Dabei war es nie so, dass es nichts zu tun gegeben hätte. Meistens gab es sogar viel zu tun, aber ich habe die unliebsamen Dinge, einschließlich der Steuererklärung, schön vor mir hergeschoben. Und es gab fast immer Ecken in der Wohnung, die dringend einer ordnenden Hand bedurften. Und das ist der Punkt. Die Seele mag eine gewisse Ordnung. Sie braucht einen Raum, der ihr entspricht und in der sie sich wohlfühlen kann. Das sieht bei jedem etwas anders aus. Bei mir gab es meist „Kernprojekte“, die mich meiner Energie und Kreativität beraubt haben. Es waren die Steuererklärung, eine bestimmte Ecke im Haus, nicht korrigierte Klausuren oder auch unerledigte Gartenprojekte, die zu einer Art Verstopfung des Systems geführt haben.

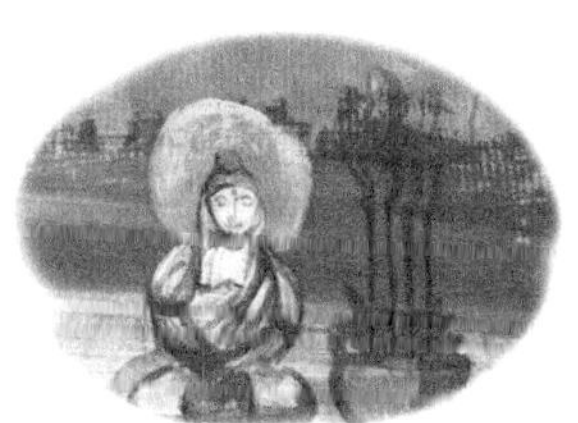

Jetzt gibt es die Möglichkeit, die Dinge professionell anzugehen und mit Hilfe eines Buches von Marie Kondo voranzuschreiten, oder einfach sein Zimmer aufzuräumen und die Stube zu kehren. Wenn wir wissen, was zu tun ist und es auch tun, geht das Leben weiter. Falls wir nicht wissen, wo es bei uns „hakt“, können wir irgendwo anfangen. Dann räumen wir eben unser Gewürz- oder Besteckfach auf, streichen eine Wand oder befreien den Boden von Unrat. Ich habe mich nicht nur bedeutend besser gefühlt, wenn ich mich endlich um meine „Ecken“ gekümmert habe, ich habe währenddessen auch immer mehr Energie bekommen. Spätestens am nächsten Tag habe ich stolz auf mein Projekt geschaut und gewusst, dass ich meinem Schweinehund einen gehörigen Schlag versetzt habe. Es geht immer nur um den nächsten Schritt, heute, vielleicht in dieser Stunde.

Was ruft dich?

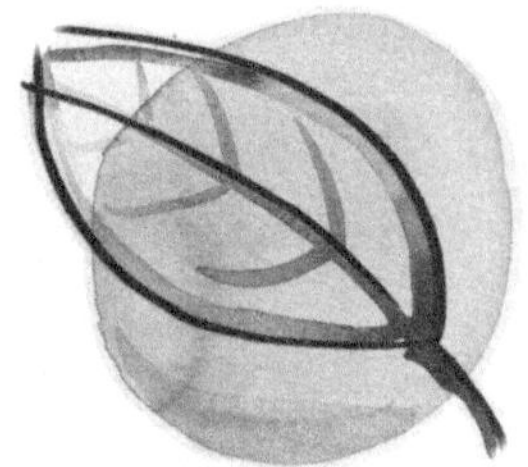

92. Aufgerichtet sein

War das ein Wunder, dass ich da im März 2018 an meinem eigenen Leib erfahren durfte? Eine körperliche Heilung wurde bei mir ohne Berührung in Gang gesetzt. Der Heiler hatte lediglich seine Hände in einigem Abstand über meinen Rücken geführt und mich vorher gefragt: „Bist du bereit für die Aufrichtung?" Mein Rücken wies damals eine deutliche Skoliose in der Lendenwirbelsäule auf und ich spürte im Anschluss, wie es dort anfing zu arbeiten. Eine halbe Stunde später war ich gar wie „auf Droge". Alles Schwere in meinem Leben war wie weggeblasen, ich habe meinen Körper kaum noch gespürt, es war ein atemberaubend schöner Zustand. Meine Seele hatte Feuer gefangen und in mir wurde es warm und hell!

Wir sind Seelen, die eine körperliche Erfahrung machen. Wenn sich der Kontakt zu dem Kern unseres Seins erneuert, können wir eine wahrhaft wunderbare Heilung erleben. Der Körper kann sich wie von selbst aufrichten und eine neue Lebenskraft strömt durch unsere Systeme. Ich bin zutiefst dankbar, diese Erfahrung mit hunderten meiner Klienten zu teilen.

„Wunder geschehen nicht im Widerspruch zur Natur, sondern nur im Widerspruch zu dem, was uns über die Natur bekannt ist." Augustinus Aurelius

93. Gut beobachtet

Wir können jetzt beginnen, mit unschuldigen Augen die Welt zu sehen, mit Kinderaugen. Vielleicht passiert gerade in diesem Moment ein Wunder. Ein Schmetterling breitet seine Flügel aus oder wir sehen nach langer Zeit wieder die Anmut und Schönheit unserer Geliebten. Wir können eine wunderschöne Blume auf einem Misthaufen in einem Slum finden (diese Geschichte wird von Mutter Theresa erzählt). Die Kunst der unschuldigen Wahrnehmung besteht darin, ohne Bewertungen zu schauen. Der Verstand braucht immer Kategorien, Gegensätze oder Beurteilungen. Wer „ihn“ beobachtet, kann das deutlich erkennen. Wenn wir es schaffen, diese Bewertungen wegzulassen, können wir die Welt neu entdecken.

Wenn die Bewertungen aufhören, fängt Beobachtung an.

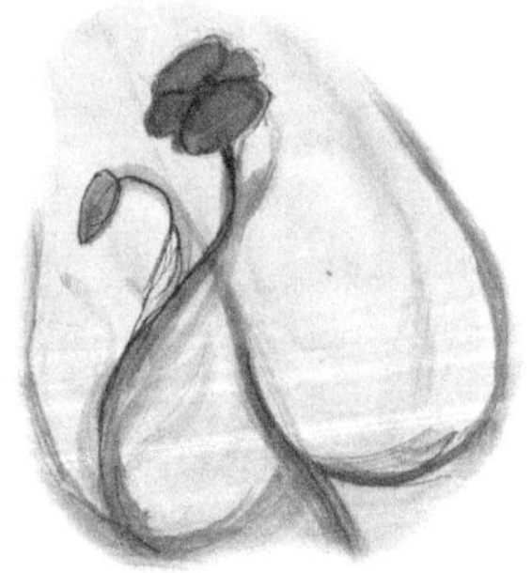

94. Ganz intuitiv

Unser Herz kann in die Zukunft schauen! Das Heart Math Institut in Colorado hat dazu Anfang der 90er-Jahre ein bemerkenswertes Experiment gemacht. Immer kurz bevor Versuchspersonen ein angstauslösendes Bild gezeigt bekamen, reagierte bereits ihr Herz! Diese vorzeitige Reaktion hat auch die Forscher überrascht, wurden doch die Bilder von einem Zufallsgenerator ausgewählt. Glenda Green beschreibt in „Unendliche Liebe" eine noch weit darüber hinausgehende, überragende Herzintelligenz mit den Dimensionen: Einheit, Liebe, Leben, Respekt, Aufrichtigkeit, Gerechtigkeit und Güte. Und Safi Nidiaye schreibt in „Die Stimme des Herzens":

„Wenn du nichts weiter tust, als dich immer und unter allen Umständen daran zu erinnern, dein Herz offenzuhalten und auf dein Herz zu hören, dann wirst du der Intuition des Herzens teilhaftig, die dich in jedem Gespräch, in jeder Begegnung das Richtige im richtigen Moment tun und sagen lässt."

So also hat Johann Sebastian Bach die Noten aufs Papier gebracht und Michelangelo die sixtinische Kapelle bemalt. Und so ahnen wir, wann der richtige Zeitpunkt ist, den Pass zum Mitspieler zu spielen. Unser Herz hat viel weitreichendere Fähigkeiten, als wir jemals wussten. Es verfügt über die Gabe der Intuition. Es ist die Verbindung zur Seele, die uns über diesen Kanal den ureigensten Weg durch die Welt weist. Die kleine Schwierigkeit liegt darin, dass wir nicht auf diese Stimme hören oder ihr nicht trauen, da der gewiesene Weg manchmal unwägbar erscheint. Wir alle haben diese leise Stimme in uns. Und jeder kennt so etwas wie Gewissensbisse, wenn er der Stimme seines Herzens nicht gefolgt ist. Dann sollte er sich vergeben und wieder getrost dem Autopiloten seines Navigationssystems folgen. Ein Sprichwort sagt: „The longest journey of your life is from your head to your heart" - Die längste Reise in deinem Leben ist raus aus dem Kopf und rein in dein Herz.

Hey, das sind gerade mal knapp 30 Zentimeter!

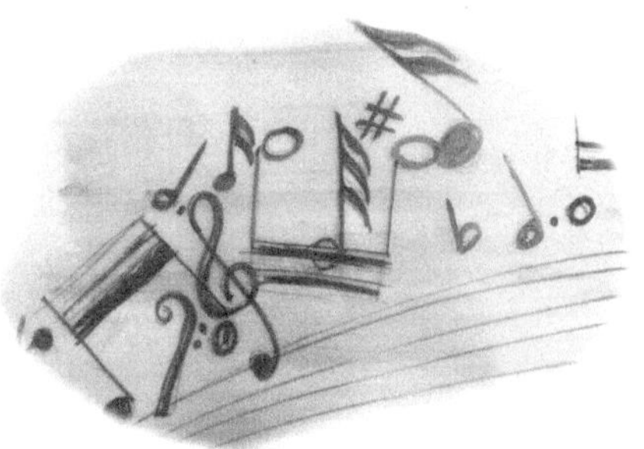

95. Unendlichkeit sehen

Die Seele weiß, wie sich Unendlichkeit anfühlt, das ist ihre wahre Natur. Und das erklärt, warum es uns hier in der Begrenztheit manchmal so eng wird und wir Angst bekommen. Denn das bedeutet Angst: Enge. Trotzdem bleibt es für unsere Seelen ein großartiges Abenteuer, in der Begrenztheit des Körpers Erfahrungen zu machen. Ein trockener Rotwein, Baden im Meer, eine Thai-Massage, wie fühlt sich das an? Im Alltag ist diese Seelenperspektive nicht immer bewusst und wir erleben uns als Körper mit all seinen Begrenzungen. Es lohnt sich aber immer wieder die Weite in den Blick zu nehmen: das Meer, den Himmel, das Universum. Körper und Geist heilen, wenn sie einen Kontakt zur Unendlichkeit herstellen. Das hat Anita Moorjani auf beeindruckende Weise erlebt. Während einer Nahtoderfahrung, als Folge einer langen Krebserkrankung, führt sie ihr körperlicher Tod auf eine seelische Ebene, die sie ausführlich in „Heilung im Licht“ beschreibt. Die Erfahrungen haben ihren Blick auf das Leben tiefgreifend verändert und sie wurde geheilt. Mittlerweile teilt sie ihre Erkenntnisse in Vorträgen und Workshops.

„Es gibt ein unsichtbares Energie- und Informationsfeld, das jenseits der Raum-Zeit existiert.“ Dr. Joe Dispenza

96. Wir sind verbunden

Ich habe mich viele Jahre meines Lebens innerlich abgeschnitten, nicht verbunden, irgendwie vergessen gefühlt. Oftmals konnte ich gar nicht genau sagen, was oder wer mir fehlte. Tief in mir empfand ich eine mangelnde Bindung zum Leben, zu meinen Eltern, meiner Kraft, manchmal zu Gott. Vielleicht war das die tiefste Not, die mich in meinen ersten Lebensjahrzehnten begleitet hat. Doch das Leben hat mich eines Besseren belehrt. Ich weiß heute, dass ich mit allem und jedem verbunden bin, dass das Leben es gut mit mir meint und davon keiner ausgeschlossen ist. In dieser Einsicht steckt für mich persönlich eine tiefe Heilung. Zumeist fühle ich mich heute mit diesem großen Wunder „Leben“ verbunden. Ich könnte auch sagen, das Leben selbst hat meine tiefste Wunde verbunden und geheilt. Um das aus tiefstem Herzen zu schreiben, habe ich Jahrzehnte gebraucht.
Während eines Stille-Retreats hat uns der Meister zu sich nach vorn eingeladen. Da standen plötzlich ungefähr 60 Menschen dicht um ihn herum und lagen sich in den Armen. Was für eine unbeschreibliche Kraft und Energie. Mich hat dieser Moment zutiefst berührt und er hat sich unauslöschlich eingebrannt. „Verbunden“ ist dafür als Beschreibung untertrieben. Ich konnte sogar körperlich spüren:

„Wir sind Eins.“

Neale Donald Walsh `Gespräche mit Gott´

97. Zusammensein

Unsere menschliche Erfahrung ist geprägt durch die Wahrnehmung von Körpern, die getrennt voneinander agieren. Diese Getrenntheit erscheint wahrscheinlicher als die Einheit von allem. Doch das ist eine große Illusion. Der Verstand sieht Nationen, Grenzen und Körper. Sogar die Aufteilung in Körper, Geist und Seele erscheint ihm getrennt, obwohl es sich ebenfalls um eine Einheit handelt. Nur unsere Seelen wissen um die Verbindung mit allem, was ist.

Unser Herz verfügt über die Fähigkeit, nicht zwischen Du und Ich zu unterscheiden!

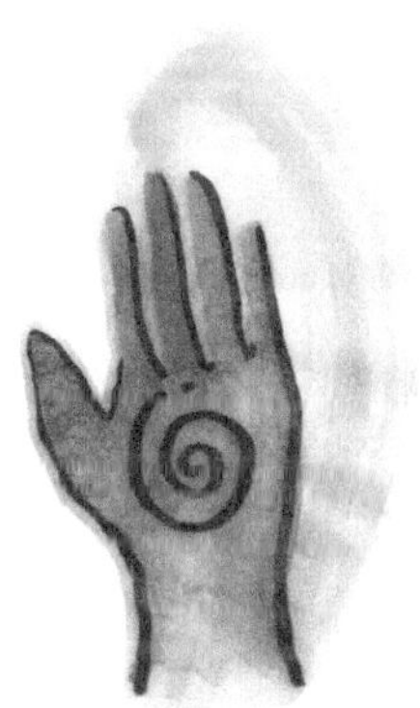

98. Meer erleben

Wir sind Wassertropfen auf dem Weg in den großen Ozean. Wasser besitzt neben der reinigenden auch eine heilende Wirkung. Man denke an Heilbäder, Wasserkuren oder das heimische Schaumbad. Wie groß muss da die Heilkraft des ganzen Meeres sein? Nicht von ungefähr lautet irgendwann die Urlaubsfrage: Berge oder Meer? Neben Wind und Wellen ist es vielleicht die Sehnsucht nach einer besonderen Heilkraft, die auch Florian David Fitz in dem berührenden Roadmovie „Vincent will Meer" ans Wasser zieht. Ein beeindruckender Moment spielt sich Abend für Abend an einem besonders schönen Strand der Copacabana ab. Hunderte Schaulustige beobachten den Sonnenuntergang und applaudieren, wenn „sie" im Meer versunken ist. Das Wasser lädt ein, die Zeit zu vergessen. Egal, ob im Schwimmbad, beim Sandburgen Bauen oder einem ausgedehnten Spaziergang. Am Wasser sind gute Orte, die Seele baumeln zu lassen und den Alltag zu vergessen.

„Du darfst nicht den Glauben an die Menschheit verlieren. Die Menschheit ist ein Ozean; wenn ein paar Tropfen dreckig sind, wird nicht der ganze Ozean verunreinigt." Mahatma Gandhi

99. Stille sein

Eckhart Tolle begann seinen Vortrag mit den Worten: „Es ist schade, jetzt die Stille zu unterbrechen.“ Und ich kann ihn verstehen. In der Stille ist alles, in den Worten nur ein Teil von Allem. Allerdings können Worte auf die Stille verweisen, erzählen woher sie kommen. Stille ist ein großer Heiler. Stille-Retreats sind beliebt, wir werden radikal auf uns zurückgeworfen. „Stille Wasser sind tief.“ Mystiker, Mönche, Meditierende und Meister - viele haben das Heil in der Stille gesucht und sind dort fündig geworden.

„Seid stille und erkennet,
dass ich Gott bin!“

Psalm 46,11

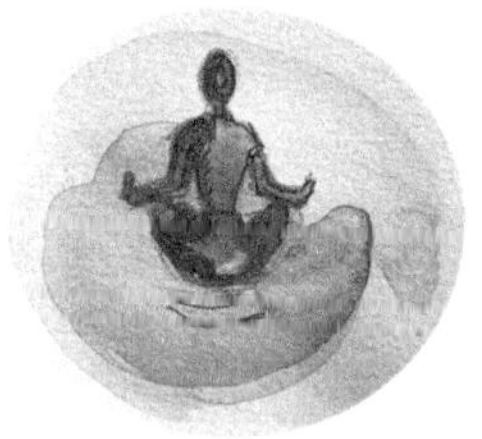

100. Frieden schaffen

In unserem tiefsten Kern sind wir Frieden, Freude, Ruhe und Glückseligkeit. Es sind Momente aus der Kindheit, in denen wir uns so erlebt haben. In der Welt der Erwachsenen ist diese Erfahrung verschüttet. Andere Dinge scheinen wichtiger zu sein und wir versuchen eifrig, „unsere Schäfchen ins Trockene zu bringen". Trotzdem wohnt in jedem von uns die Kraft für eine Erde, auf der alle Bewohner in Frieden zusammenleben. Je mehr Menschen Frieden in ihrer Innenwelt finden, umso sichtbarer wird er in der Außenwelt. Nur wenn ich meinen Frieden gefunden habe, kann ich auch einen Beitrag für Frieden auf dieser Erde leisten.

„Was immer du voll und
ganz akzeptierst,
führt dich zum Frieden." Eckhart Tolle

HEILUNG
durch die Liebe

Die Theaterbühnen der Welt sind voll davon, auf der Kinoleinwand kann man sie bewundern, Autoren haben in allen Jahrhunderten darüber geschrieben und Rockstars besingen sie täglich. Es geht um Dramen, die unsere Herzen fast zum Zerreißen bringen oder sie sogar brechen. Vielleicht, weil wir die Liebe schwer verstehen, der Verstand diese Urgewalt nicht „fasst". Es ist das Herz, das mit seiner Hoffnung an die Liebe erinnert. Sie ist die größte Kraft im Universum. Wir haben sie erlebt, an sie geglaubt aber manchmal auch den Wald vor lauter Bäumen nicht gesehen. In einem Brief, der mit Albert Einstein in Verbindung gebracht wird, heißt es:

> *„Wenn wir wollen, dass unsere Art überleben soll, wenn wir einen Sinn im Leben finden wollen, wenn wir die Welt und alle fühlenden Wesen, die sie bewohnen, retten wollen, ist die Liebe die einzige und die letzte Antwort."*

101. Dankbar sein

Dankbar zu sein, besitzt eine große Heilkraft. Dankbarkeit verändert den Fokus und macht uns zu zufriedeneren und entspannteren Menschen. Wir können für alles dankbar sein: leckere Marmelade, neue Socken, Gesundheit oder das Lächeln unseres Nachbarn. Wenn du gar nicht weißt, wofür du dankbar sein kannst, empfiehlt Thich Nhat Hanh, sei dankbar, dass du keine Zahnschmerzen hast. Ich empfehle manchen Klienten eine DIN A4 Seite mit allen Dingen, Menschen oder Ereignissen zu füllen, für die sie in ihrem Leben dankbar sind. Es tut auch gut, sich diese immer mal wieder vorzulesen oder anzuhören.

Dankbarkeit macht zufrieden.

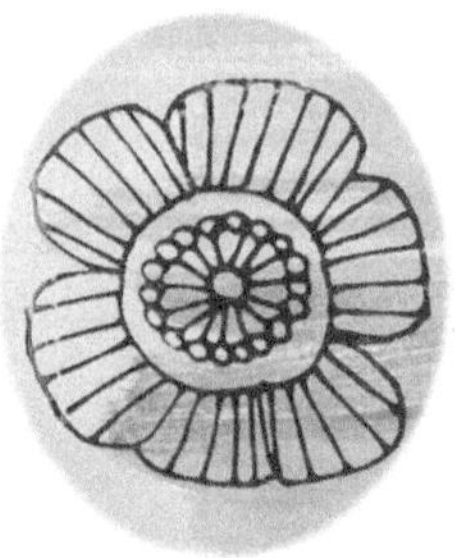

102. Kindermund

Wenn ich Kinder erlebe, staune ich über ihre gedankliche Freiheit und unschuldige Wahrnehmung. Kinder sind diesbezüglich große Vorbilder und Heiler. Eltern tun manchmal gut daran auf „Kinderzungen“ zu hören. Wie in diesem Beispiel*: Eine Familie nimmt in einem Restaurant Platz. Die Kellnerin notiert die Bestellung der Erwachsenen und wendet sich dann dem jüngsten Sohn zu. „Und was darf‘s für dich sein, Kleiner?“ fragt sie. „Ich möchte einen Hotdog“, kommt schüchtern die Antwort. Noch ehe die Kellnerin es aufschreiben kann, unterbricht die Mutter: „Nein, nein, keinen Hotdog, bringen Sie ihm Kartoffeln, Braten und etwas Karottengemüse.“ Aber die Kellnerin nimmt keine Notiz von der Mutter. „Möchtest du Ketchup oder Senf zu deinem Hotdog haben?“ fragt sie den Buben. „Ketchup“, antwortet er und strahlt über das ganze Gesicht. „Kommt sofort“, sagt sie und geht zur Küche. Als sie fort ist, herrscht betretenes Schweigen am Tisch. Endlich schaut der Bub seine Eltern an und sagt:

„Seht ihr, die denkt, ich bin echt.“

*Quelle: Kita Handbuch, Daniela M. I. Pichler Bogner

103. Eine weise Geschichte

Anthony de Mello hat Weisheitsgeschichten aus vielen Kulturen und Religionen gesammelt. Genau wie Märchen, führen die Geschichten in tiefere Wahrheiten oder bringen den Verstand an seine Grenzen. Das kann sehr heilsam sein. Eine Geschichte, die ich besonders mag und in verschiedenen Varianten in Hypnose-Sitzungen einbaue kommt hier:

Einmal ging ein Landwirt ins nah gelegene Gebirge und fand in einem verlassenen Adlerhorst ein Ei. Er nahm es mit und legte es zu seinen Hühnern. Bald darauf schlüpfte ein kleiner Adler, der fortan ein Leben als Huhn führte: er gackerte, scharte und fraß Würmer. Nach einiger Zeit kam ein Fremder, dessen Interesse beim Anblick des Adlers sofort geweckt wurde. Nachdem er den Landwirt gefragt hatte, begann er mit dem kleinen Adler zu arbeiten. Er machte Flugübungen mit ihm und versuchte alles, um ihn zum Fliegen zu bewegen. Der erste Versuch auf dem Hof endete mit einem Sturz, der zweite vom Stalldach – nach einigen zaghaften Flügelschlägen – ebenfalls. Dann machte der Fremde mit dem Adler eine Wanderung ins nah gelegene Gebirge. Dabei passierte in dem kleinen Adler eine Wandlung. Von außen war sie kaum sichtbar, doch der Fremde konnte die Veränderung spüren. Der Adler richtete sich auf, seine Augen schienen weiter und klarer zu sehen als jemals zuvor und der Fremde wusste, dass heute ein besonderer Tag im Leben des kleinen Vogels war. Er entließ ihn hoch oben, in der Nähe seines Fundortes und genoss den majestätischen Anblick – des

„Königs der Lüfte".

104. Herzschmerz

Es kommt immer wieder vor, dass mein Herz während einer Meditation oder eines Gebetes „bebt". Ich kann Es körperlich spüren und Tränen fließen, wenn ich so in meinem Wesenskern berührt bin. Gleichzeitig fühle ich mich lebendig und weiß, dass mein Herz offen ist. Es gab aber auch Zeiten, in denen Es verschlossen war, verschiedene Erlebnisse waren so schlimm für mich, dass ich das getan habe. Das vorherrschende Gefühl war dann, von meiner Lebendigkeit abgeschnitten zu sein.
Das Herz arbeitet viel einfacher als unser Verstand. Es macht „nur" diese zwei Bewegungen: Öffnen und Schließen – wie bei einer Tür. Und doch entscheidet diese Bewegung über Leben und Tod. Nicht im körperlichen, sondern im geistigen Sinne. Es ist die Herausforderung in unserem Leben: Unser Herz für alles, was uns begegnet, offenzuhalten. Nur dann sind wir mit dem Leben verabredet. Das kann sehr weh tun, doch in den Wunden und Narben unseres Herzens sind Perlen verborgen. Unser Herzschmerz hat Risse entstehen lassen, durch die endlich Liebe hindurchfließen kann.

Ein guter Wein entsteht durch Gärung, jeder Meister durchläuft eine harte Schule und ohne Verletzungen gibt es keine Möglichkeit, Heilkräfte zu erfahren. Interessanterweise ist unser Herz jeder Aufgabe gewachsen. Es pumpt täglich ungefähr 9000 Liter Blut durch unseren Körper. Und Schmerzen scheint es sogar regelrecht zu brauchen, um zu wachsen und heil zu werden. Das ist die Erfahrung, die ich gemacht habe. Doch manchmal fristen Herzschmerzen auch ein trauriges Schattendasein. Erst die Erhellung durch unser Bewusstsein kann schließlich auch diese Schattenseiten heilen.

*Manchmal ist es erst
unser Herzschmerz,
der uns erleben lässt,
wer wir wirklich sind.*

105. Ein mystischer Moment

Als mein Vater starb, hat er in der allerletzten Phase seine Augen nach oben gerollt. Sein Blick hat mich zutiefst beeindruckt. Ich hätte mir gewünscht, dass ein Künstler diesen Moment in einem Bild festhält. Es war mystisch, Himmel und Erde hatten sich berührt. Ich bin so dankbar, dass ich dabei sein durfte.

Mystische Erlebnisse lassen sich nicht planen. Sie sind Geschenke und seltene „Gipfelerlebnisse“ im Leben, die ich jedem wünsche. Vielleicht wirkt es begünstigend, wenn wir im Alltag alles mit Liebe tun, es ist die entscheidende „Zutat“ und wird Erfolg haben! Es kann bedeuten mit einer „Engelsgeduld“, dann wieder mit Disziplin oder auch mit kindlichem Vertrauen an das Gute, Wahre und Schöne, sein Tagewerk zu meistern. Was wir aus oder mit Liebe tun, wird die Welt zu einem besseren Ort machen.

„Wo auch immer du bist,
und was auch immer du tust,
sei verliebt.“ Rumi

106. Ein Kurs in Wundern

Das gleichnamige Buch, aufgeschrieben von der Psychologin Helen Schucman, beschreibt auf eindrucksvolle Weise die Machenschaften unseres Egos, der Ursache für unsere Probleme. Auf über tausend Seiten* wird die selbstzerstörerische Kraft eines Teils unseres Denkens schonungslos offengelegt und ermöglicht dadurch eine Um- und Rückkehr zu unserem wahren Wesen. Es ist eine radikale Einladung, zu dem zu werden, der wir wirklich sind. Es geht dabei nicht um eine neue Religion, sondern um eine autodidaktische Möglichkeit, seinem wahren Selbst, der Natur der Liebe näher zu kommen. Das Motto dafür könnte lauten:

„Tod dem Ego!"

* Der „Kurs in Wundern" umfasst neben dem Hauptbuch ein Übungsbuch sowie ein Handbuch für Lehrer.

107. Vergebung erfahren

Schafft es Mack, dem Mörder seiner Tochter zu vergeben und sich aus Trauer- und Schuldgefühlen zu befreien? Dieser Frage gehen das berührende Buch von Paul William Young und die gleichnamige Verfilmung „Die Hütte – ein Wochenende mit Gott“ nach. „Wie geht Vergebung?“, werde ich oft gefragt.

Jede Form des Schulderlebens wirkt wie ein Geschwür, dass uns innerlich „auffrisst“. Im Gefühlsleben kann sich das als Verbitterung, Wut, Verzweiflung und mangelndes Selbstwertgefühl bemerkbar machen. Schuld ist ein Verhinderer des Glücks, weil sie uns in der Vergangenheit festhält. Irgend etwas ist in unserem Leben passiert, für das ich mir oder anderen die Schuld auferlegt habe. Oft scheint der Ursprung oder Inhalt so gravierend, unaussprechbar oder mit Scham behaftet, dass wir die ganze Thematik verdrängt haben. Doch die Auswirkungen können, wie bei einem Geschwür im Körper, schlimmstenfalls für das ganze Leben fatal sein. Deshalb ist Vergebung so wichtig! Sie ist eine Form des Loslassens, ein Akt der Liebe, der uns hilft, wieder in die Gegenwart zu kommen. In ihrer höchsten Form ist Vergebung die Erkenntnis, dass es nichts zu vergeben gibt. Und das ist ein Quantensprung in Richtung Heilung, der Sieg unseres Herzens über unseren Verstand und die Rückkehr ins Paradies! Wir können wieder froh und zuversichtlich nach vorn schauen, anstatt schuldig und verzweifelt zurückzublicken. Was gibt es Schöneres, als mit anderen unschuldigen Kindern im Paradies zu spielen?

Das hawaiianische Vergebungsritual Ho'oponopono hat auch in unseren Breitengraden einige Anhänger gefunden. Es ist eine sehr einfache Möglichkeit, Konflikte aufzulösen und harmonische Beziehungen zu erleben. Nach alter Tradition war es einst in vielen hawaiianischen Familien Brauch, das Ritual wöchentlich, sogar täglich abzuhalten, um Spannungen aufzulösen oder vorzubeugen. Man sagt sich gegenseitig:

1. I love you."
2. „I'm sorry."
3. „Please forgive me."
4. „Thank you."

„Wahre Vergebung ist der eigentliche Lebenszweck,
aber du musst dich dafür entscheiden,
damit er es für dich wird."

Gary Renard in: „Die Illusion des Universums"

108. Wie im Märchen

„Der Greif vom Gebirge Kaf" ist ein Märchen, das ich erst spät in meinem Leben kennengelernt habe, und das mich zutiefst fasziniert. Es geht um eine Wette, die Liebe zwischen zwei Menschen zu verhindern.

Ja, es ist eine unglaubliche Liebesgeschichte.
Ja, es ist eine wunderbare Liebesgeschichte.
Ja, sie hat ein Happy End.

Ich wünsche jedem, so etwas auch von seinem Leben sagen zu können. Woran erinnern uns Märchen? Das hinter den Sorgen dieser Welt, hinter Armut, hinter Krankheit, hinter Unterdrückung, sogar unter einem fiesen Charakter ein tiefer Segen steckt. Die Erlösung wartet, Heilung, ein Happy End! Schlafende Frauen dürfen sich wachküssen lassen und der arg strapazierte Hans den Mühlstein wegwerfen. Und dann darf geheiratet, getanzt und ein Leben in Freiheit und Fülle gefeiert werden. Daran müssen wir glauben, darauf dürfen wir vertrauen. Alles wird gut!

*„Der Planet braucht
keine erfolgreichen Menschen mehr.
Der Planet braucht dringend Friedensstifter,
Heiler, Erneuerer, Geschichtenerzähler
und Liebende aller Arten." Dalai Lama*

109. Bedingungslose Liebe

„Wenn du hübsch bist, werfe ich ein Auge auf dich“, „Wenn du gute Noten hast, bekommst du die Ausbildung“, „Wenn du dich an die Regeln hälst, gibt es keine Probleme!“ Unsere menschliche Herangehensweise an das Leben ist zumeist eine an Bedingungen geknüpfte Liebe. Sie drückt sich in der Aneinanderreihung von Wenn - Dann -Erfahrungen aus. Es ist eine menschliche Liebe, die durch die Kategorien des Verstandes gebremst und vernebelt wird. Unser Verstand kann nicht begreifen, dass es so etwas wie Bedingslosigkeit gibt. Doch wenn wir diese Form der Liebe kennen, tragen wir einen Verwandlungszauber in uns. Wahrhaftige Liebe knüpft keine Bedingungen, sie kennt kein wenn – dann. Es ist eine kindliche Liebe, die bedingungslos zu allem und jedem sagt: „Ich liebe dich, weil es dich gibt!“ Es ist eine, das All umfassende Liebe, die größte Kraft im Universum und unser wahrer Wesenskern. Die Berührung mit dieser All-Macht kann alles heilen, und sogar die Gewissheit in uns aufsteigen lassen, dass wir bereits heil sind. Nun erscheint es paradox, wenn ich trotzdem behaupte, dass es eine Bedingung für bedingungslose Liebe gibt. Weißt du welche?

Dass du existierst!

„Eines der größten Hindernisse für bedingungslose Liebe ist die Angst, dass unsere Liebe vielleicht nicht erwidert wird. Wir begreifen nicht, dass das Gefühl, das wir suchen, im Geben liegt, nicht im Empfangen." Elisabeth Kübler Ross

110. Ein Liebesbrief

„Schreib dir einen Liebesbrief!" Diese Aufgabe habe ich vielen meiner Klienten gegeben, die mich daraufhin manchmal erschrocken oder etwas ratlos ansahen. Warum fällt es so schwer, uns mit den Augen der Liebe zu sehen? Wir sind unsere größten Kritiker und der Verstand lotet mit erschreckender Hartnäckigkeit die vermeintlichen Defizite unserer Persönlichkeit aus. Wir müssen uns immer wieder an das Wahre, Schöne und Gute in uns erinnern. Ich bin der einzige Mensch, der 24 Stunden mit sich zusammen ist. Deshalb ist ein Liebesbrief eine sehr gute Möglichkeit, uns trotz aller Macken unter einem guten Stern zu sehen. Die Liebe im Herzen kann Worte finden, die unter die Haut gehen. Mein Liebesbrief begleitet mich in meiner Arbeitstasche. Wenn ich es brauche, lese ich die Worte und staune über meine Vergesslichkeit.

„Erzählt mir, ihr Menschen, ob es jemanden unter euch gibt, der nicht aus dem Schlaf des Lebens erwacht, wenn die Liebe seinen Geist mit Fingerspitzen berührt?" aus Khlil Gibran `Die Stürme´

111 Heilung durch ...

Was ist die Kirsche auf der Sahne, der i-Punkt, das große Finale? Was ist so gut, dass es dreimal die Eins bekommt?

Das bist Du!

Verschenk **Dich**, **Du** bist ein Heiler. Gib Deine Hände, Deine Gedanken, Deine Zeit. **Du** bist das Heil der Welt. Dadurch, dass du Heilung gibst, zeigst du, dass Du heil bist.
Die Welt braucht **Dich**, jetzt.

Von Herzen Danke für das Lesen dieses Buches. Wenn wir uns persönlich treffen, freue ich mich schon jetzt darauf.

Heilung ist möglich!
Dein Andree

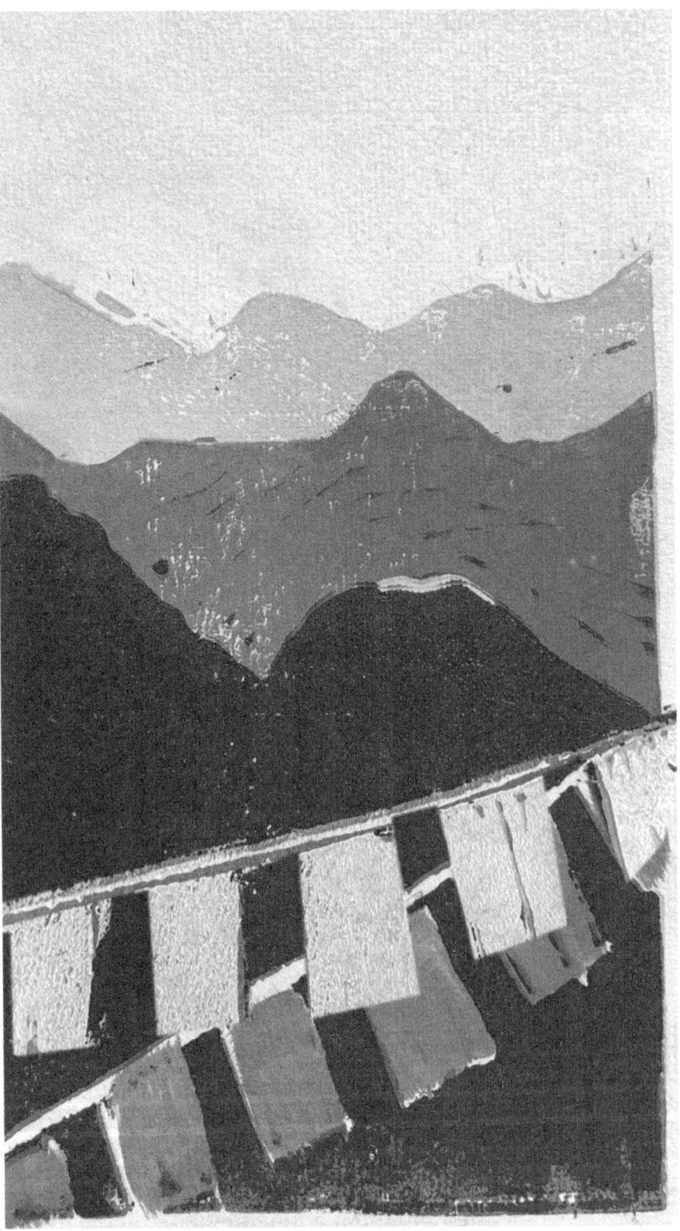

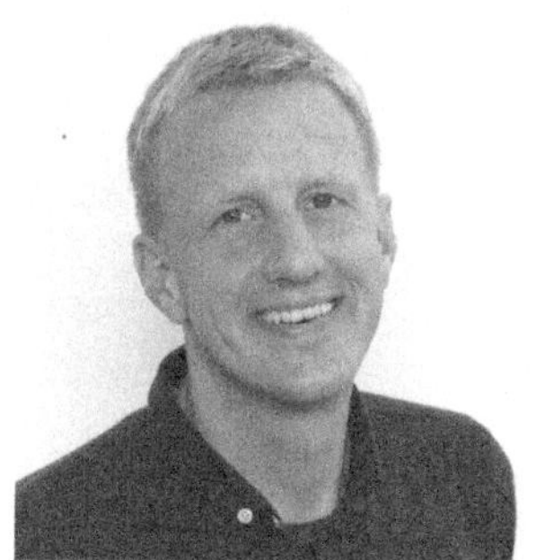

Andree Gauer,

geboren am 29. Januar 1972 in Bergneustadt,
studierte von 1993 – 1999 Psychologie in Leipzig und war bis 2017 als Lehrer und Seminarleiter für private Bildungseinrichtungen tätig.
Er verfügt über zahlreiche Zusatzqualifizierungen, u.a. für klinische Hypnose, emotionale Körperarbeit und energetische Aufrichtung.
Andree Gauer arbeitet heute freiberuflich
als psychotherapeutischer Heilpraktiker in Leipzig.

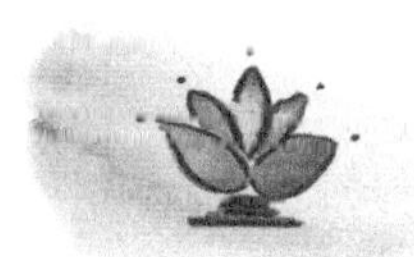

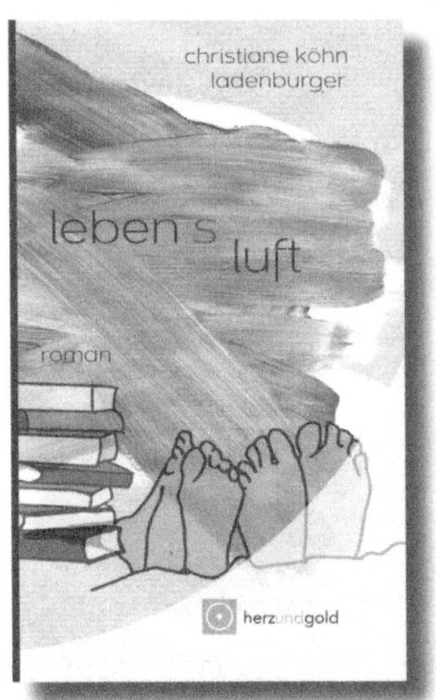

Der Roman zum Thema Heilung.
Tauche ein und erlebe die Kraft der Selbstheilung.

Die Luft zum Atmen … war ganz selbstverständlich. Dem Abenteurer Tom wird der Boden unter den Füßen weggerissen und er muss sich auf völlig neue Wege begeben. Dass dies sein größtes, aber wahrscheinlich auch sein letztes Abenteuer werden wird, wollte er nicht wahrhaben: Alte Liebe, verdrängte Wut, neue Freundschaften und spirituelle Unterstützung …
Wird er am Ende das finden, was er im tiefsten Inneren gesucht hatte? Sich selbst und damit vielleicht auch Rettung?

Berührend, magisch, atemberaubend direkt.

herzundgold

ISBN 978-3-949656-12-5 12,90 € (D)

www.herzundgold.com

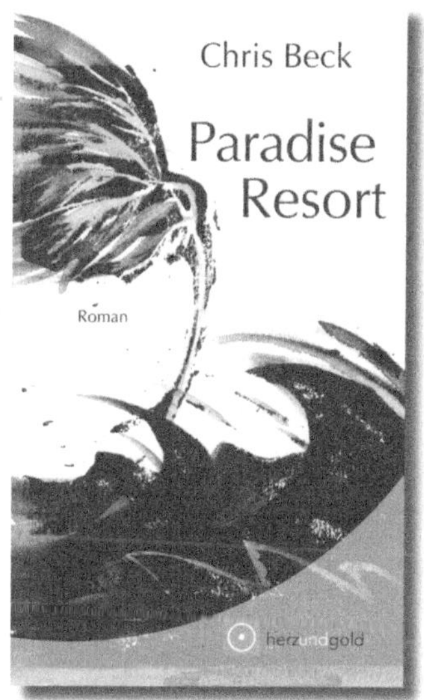

Thailand 2004

Zwei junge Frauen, wie sie unterschiedlicher nicht sein könnten, fliegen ins Paradies. Denise, souverän und aufbrausend, die schüchterne Maja, die viel zu nett ist, um wahr zu sein. Eine Zweckgemeinschaft, die schnell an ihre Grenzen kommt.
Doch dann fegt der Tsunami mit brutaler Wucht über den Strand und hinterlässt Chaos und Zerstörung. Dunkle Geheimnisse kommen ans Licht. Menschen zeigen ihr wahres Gesicht.

Ein spannender Roman über Freundschaft, Verlust und den Mut, sich der eigenen Vergangenheit zu stellen.
Lebendige Sprache, authentische Protagonistinnen, Humor und Tiefgang machen das Lesen zum Vergnügen.

herzundgold

ISBN 978-3-949656-13-2 € 12,90

www.herzundgold.com

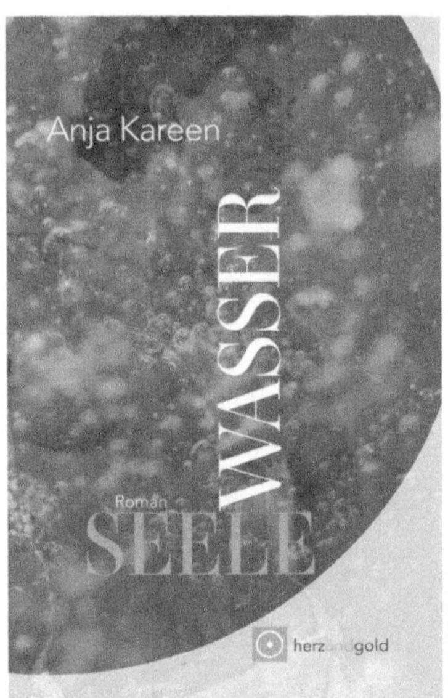

Quentin lebt schon eine ganze Weile allein. Eigentlich hat er sich damit abgefunden und sich ein bequemes Leben eingerichtet.

Nur seine Schwester Helen versucht manchmal ihn herauszulocken. Helen ist verheiratet mit Boris und schon lange nicht mehr glücklich.
Die beiden lernen Adrischa kennen und plötzlich ist nichts mehr wie es war.

ISBN 978-3-949656-02-6 18 € (D)

9 783949 656026

www.herzundgold.com

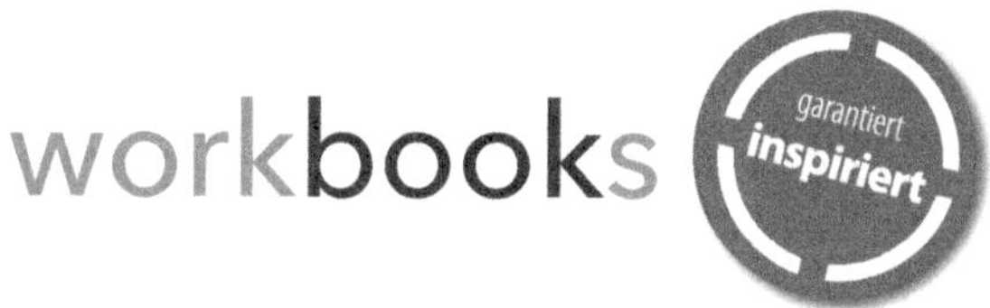

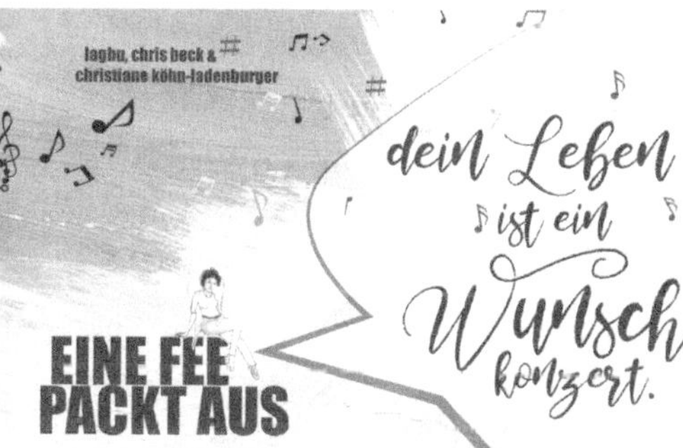

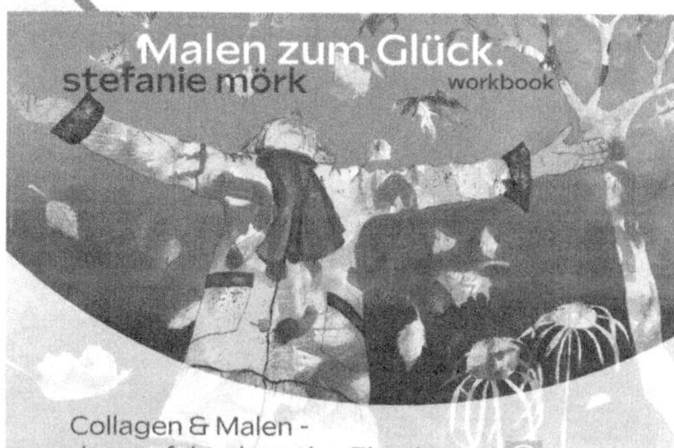

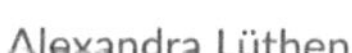

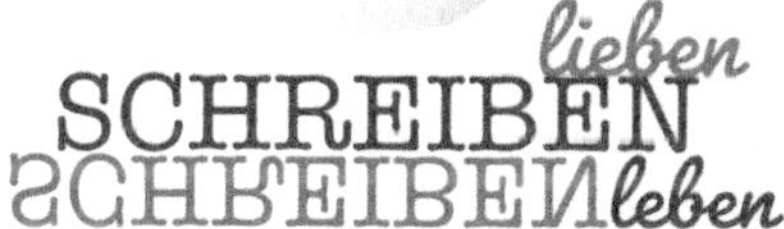

- für Menschen ohne Disziplin
aber mit viel Lust am Schreiben

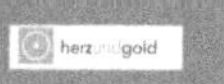

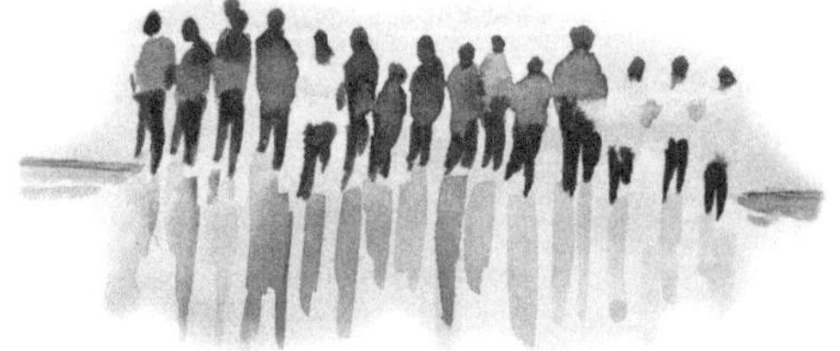